U0627277

心理危机干预和心理援助实用手册

实用手册

组织实践

组织编写　国家心理健康和精神卫生防治中心
主　　编　王　振　王　钢
副 主 编　邱昌建　栗克清　阳　波

人民卫生出版社
·北京·

图书在版编目（CIP）数据

心理危机干预和心理援助实用手册. 组织实践 / 国家心理健康和精神卫生防治中心组织编写；王振、王钢主编. -- 北京：人民卫生出版社，2025. 8. -- ISBN 978-7-117-38331-8

I. R493-62；R395.6-62

中国国家版本馆 CIP 数据核字第 2025LT7234 号

人卫智网	www.ipmph.com	医学教育、学术、考试、健康，购书智慧智能综合服务平台
人卫官网	www.pmph.com	人卫官方资讯发布平台

心理危机干预和心理援助实用手册
组织实践
Xinli Weiji Ganyu he Xinli Yuanzhu Shiyong Shouce
Zuzhi Shijian

组织编写：国家心理健康和精神卫生防治中心
主　　编：王　振　王　钢
出版发行：人民卫生出版社（中继线 010-59780011）
地　　址：北京市朝阳区潘家园南里 19 号
邮　　编：100021
E - mail：pmph @ pmph.com
购书热线：010-59787592　010-59787584　010-65264830
印　　刷：三河市潮河印业有限公司
经　　销：新华书店
开　　本：787 × 1092　1/32　　印张：5
字　　数：116 千字
版　　次：2025 年 8 月第 1 版
印　　次：2025 年 8 月第 1 次印刷
标准书号：ISBN 978-7-117-38331-8
定　　价：36.00 元

打击盗版举报电话：010-59787491　E-mail：WQ @ pmph.com
质量问题联系电话：010-59787234　E-mail：zhiliang @ pmph.com
数字融合服务电话：4001118166　E-mail：zengzhi @ pmph.com

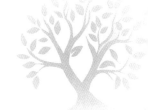

编　委（以姓氏汉语拼音为序）

樊亚奇　国家心理健康和精神卫生防治中心
蒋　燕　国家心理健康和精神卫生防治中心
金　金　上海市精神卫生中心
栗克清　河北省精神卫生中心
林涌超　福州市第二总医院神经精神病防治院
刘　阳　四川大学华西医院
孟繁强　北京安定医院
邱昌建　四川大学华西医院
苏　映　上海市精神卫生中心
王　钢　国家心理健康和精神卫生防治中心
王　振　上海市精神卫生中心
王靖伊　国家心理健康和精神卫生防治中心
王文菁　广东省精神卫生中心
徐松泉　浙江省立同德医院
阳　波　国家心理健康和精神卫生防治中心
曾庆枝　上海市精神卫生中心
张庆娥　北京安定医院

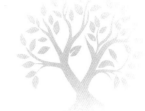

丛书前言

在全面建设社会主义现代化国家的新征程中，人民群众的心理健康已成为关乎社会和谐稳定、国家长治久安的重要议题。面对复杂多变的社会环境、突发公共事件的挑战以及个体心理需求的日益多元化，构建科学化、专业化、系统化的心理危机干预和心理援助体系，既是时代赋予的使命，更是国家心理健康和精神卫生防治中心推动社会服务高质量发展的必然要求。为此，我们立足国家战略需求，汇聚行业智慧，精心编纂《心理危机干预和心理援助实用手册》，以期为我国心理健康服务体系建设提供理论支撑与实践指导。

心理健康是健康中国战略的核心维度之一，更是提升全民幸福感、维护社会韧性的关键基石。当前，我国正处于社会转型期，公众对心理援助的需求呈现多层次、多领域的特点——从突发公共事件后的心理危机干预，到常态化社会压力下的心理调适；从个体心理问题的精准疏导，到群体心理健康的协同促进，均需要科学理论与成熟经验的支撑。

本丛书以推动社会服务创新发展的职责为出发点，系统梳理心理援助领域的理论框架、实践路径与典型案例，旨在整合和完善我国在该领域系统性知识，为构建覆盖全人群、全生命周期的心理健康服务体系提供权威参考。丛书不仅回应了国家政策对心理健康服务的顶层设计需求，更将助力基层工作者提升专业能力，为社会治理现代化注入"心"动能。

本丛书共四册，由56位深耕心理援助领域的权威专家联合撰写，凝聚了学术界与实践派的集体智慧，形成了完整的知识体系:《基础理论》立足心理学、社会学、公共卫生学等多学科交叉视角,构建心理援助的核心概念框架与伦理规范,为实践提供科学根基。《组织实践》聚焦政府机构、社会组织、社区网络等多元主体的协同机制,解析资源调配、队伍建设与危机响应模式。《个体干预》针对不同人群的心理特征与需求,提供标准化干预技术、评估工具与典型案例库,强化服务的精准性与有效性。《群体干预》探索群体心理危机干预的组织和管理,着重介绍了校园危机干预和自杀预防,以及突发事件中的具体做法,并配合案例详细讲解。

本丛书突破传统教材的单一叙事,采用"理论阐释-操作流程-案例讲解"三位一体模式,既涵盖国际前沿理念,更植根中国本土实践,收录了自然灾害、公共卫生事件等突发事件中的心理援助经验,彰显了理论性与实操性的深度融合。

本丛书的推出具有三重核心价值:首次系统整合我国心理援助领域碎片化研究成果,构建具有中国特色的心理援助知识体系,为学科发展指明方向;为政府部门制定心理健康政策、社会组织设计服务方案、一线工作者开展具体干预提供"工具箱"式参考,推动行业服务标准化建设;通过普及心理援助相关的理念与方法,增强公众心理调适能力,助力形成政府主导、社会参与、全民关注的心理健康生态圈。

本丛书可以作为各地开展心理危机干预和心理援助工作的参考教材,以及党政干部、社区工作者、应急救援队伍的培训用书,为心理咨询师、精神科医护人员、学校心理教师等提供技术手册与案例参照,也同样适用于对心理危机干预感兴趣的普通民众、高校学生、教师等群体。

本丛书的编纂得到了 56 位专家学者的倾力支持,他们以严谨的治学精神与深厚的实践积淀,确保了内容的权威性与前瞻性。在此,我们谨代表国家心理健康和精神卫生防治中心向所有参编专家、合作单位致以诚挚谢意。

期待《心理危机干预和心理援助实用手册》丛书能成为照亮心理健康服务之路的明灯，助力更多工作者成为"心灵守望者"，让科学理性的关怀温暖每一个需要帮助的个体与群体。我们相信，当心理援助的星火汇聚成光，必将为增进人民福祉、促进社会和谐注入持久而深远的力量。

国家心理健康和精神卫生防治中心
2025 年 6 月

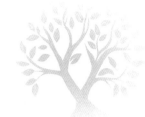

分册前言

在当今世界,突发事件的频发已成为不容忽视的现实。这些事件,无论是自然灾害还是人为灾难,都以其突发性和破坏性,对个体生命安全构成威胁,更对个体与群体的心理健康带来深远影响。心理危机干预与心理援助,作为减轻灾难心理影响、恢复社会心理平衡的重要手段,其重要性日益凸显。《心理危机干预和心理援助实用手册:组织实践》旨在系统总结我国在心理危机干预与急救领域的实践经验,为一线工作者提供实用的操作指南,以期在危机发生时能够及时、有效地提供心理援助。

突发事件的发生,往往伴随着巨大的生命和财产损失,同时也给社会心理带来剧烈冲击。特别是对于那些直接经历灾难的幸存者,他们可能会遭受深刻的心理创伤,出现各种应激反应。心理危机干预与心理援助工作,旨在通过专业的技术和方法,帮助受影响的个体和群体恢复心理平衡,减轻灾难带来的心理影响。然而,这项工作需要高度的组织性和专业性,兼具挑战性,需要我们对灾难后的心理应激反应有深刻的理解,并且掌握有效的应对策略。

心理危机干预与心理援助的组织实施,包括灾情稳定后开展的社会心理影响评估,以及根据需要进行的分级分层救助和心理援助。此外,还需协调卫生部门进行医疗救治、卫生防疫等工作,引导专业社会工作组织、慈善组织及社会工作者、志愿者等参与应急救灾和受灾人员生活救助、心理疏导、情绪抚慰等工作。

随着对心理应急服务探索的深入，我国已初步形成了具有一定组织和规模的心理危机干预专业人才队伍。经过多次突发事件及公共卫生事件的实战，我国的心理危机干预与急救服务逐步形成了自上而下的顶层设计，对突发事件心理危机干预和心理援助工作的规范日趋完善。心理服务专业队伍规模有序扩大，心理干预技术和方法不断成熟。本分册作为《心理危机干预和心理援助实用手册》丛书的一部分，从实践性角度出发，对我国已有的心理危机干预与心理援助的组织与实施、评估与干预技术等专业内容进行总结和归纳，将为应对突发事件的一线工作者提供便利的参考。

本分册共有七章，第一章从"心理危机的监测与预警"入手，介绍国内外心理危机的常态化监测指标以及预警信号的最新研究进展及相应措施。第二章详细阐述了应急状态下心理危机干预的体系化组织、牵头、分级分类响应，以及现场实施的准备与要点。第三章从精神病学角度系统性梳理了危机后的应激反应和应激相关障碍，为一线工作者及早识别与救助提供了专业依据。第四至第六章重点归纳整理了心理危机与急救的常用技术、评估工具及原则步骤，便于读者在应对突发事件时快速有效地进行自我帮助及帮助他人。第七章整理了心理危机干预现场人员的身心保障注意事项以及心理危机干预现场信息报告内容及流程。

本书的编写，得到了众多专家、同行以及广大读者的宝贵意见和建议。我们真诚感谢所有为本书编撰付出时间与心力的编委，以及分享心理危机干预与急救领域先进专业知识与经验的专家。我们期望本书能够为心理危机干预的实践工作提供有益的参考，同时也期待读者对本书的不足之处提出宝贵的意见和建议，以便我们不断完善和优化心理危机干预与急救服务。

在心理危机干预与心理援助的道路上，我们任重而道远。希望通过本书的编写与传播，能够为我国心理危机干预工作的发展贡献一份力量，为构建和谐社会、提升国民心理健康水平做出应有的贡献。

王　振

2025 年 6 月

目　录

第一章　心理危机的监测与预警

心理健康和心理危机干预日益得到政府和社会的广泛重视。心理危机监测、预警和响应工作是保障机构运转安全、稳定的重要工作之一，也是心理危机干预的不可或缺的预防环节，但心理危机监测系统的范围、预警对象、评估指标和响应机制还未有明确规范的定义。社会环境变化和突发公共事件等可能引起高危人群中潜伏着的心理危机，因此需要组织和机构通过科学的方法形成一个有效的常态化心理危机监测与预警机制。当监测系统发现潜在心理危机或问题预警时，系统的管理人员可遵照一系列计划措施进行有效的响应，从而最大程度防止严重的损害事件，降低危机造成的损失。本章着重讨论类似机构常态化的心理危机监测系统构建、非常态化的重大灾害响应。

第一节　机构常态化心理危机监测

一、监测与预警对象

心理危机预警对象是对危机事件心理应激反应发生概率较高、危机承受能力相对较低以及正在遭遇危机事件的个体或群体。构建常态化心理危机监测系统首先应考虑监测对象的特征以及潜在心理危机风险因素。以高校为例，在校大学生是该监测系统的主要监测对象。当代大学生面临的学习就业、成长困惑、人际竞争、经济和感情等方面的压力可能成为其特征性的风险因素。同时，高职院校学生的心理危机呈现周期性的特点，主要集中在开学适应期、中间过渡期、择业就业毕业季等。对于部分高等水平院校，学生具有智力水平较高、自尊心较强等特点，因此部分学生也可能承受因目标较高而带来的更大的心理压力。在企业中，员工可能因工作压力、职业竞争、人际关系、裁员失业等因素产生心理问题。对员工的心理状况进行常态化监测，有助于及时发现并干预潜在的心理危机。在社区中，不同年龄段、不同职业背景的居民都可能面临各种心理困扰。还有特定群体需要进行特殊的考虑，如军人、医护人员、应急救援人员等，由于工作性质的特殊性，他们可能更容易遭受心理创伤和产生应激反应。对这些特定群体进行心理危机监测与预警，有助于保障他们的心理健康和战斗力。

二、监测与预警指标

在监测与预警过程中，机构需要采用科学有效的方法，如心理测评、问卷调查、观察记录等，对目标人群的心理状况进行定期评估。在把握心理危机监测对象心理特征的普遍性之外，也应从风险因素入手，把握监测和预警对象的指标特征，起到快速、准确识别心理危机对象的预防作用。危机监测与预警对象的选取以及指标的确立是学者们讨论最多内容之一。学者们对指标的选取基本上是从应激源、压力、个体特征和环境变量四个维度考虑，虽然指标体系日趋完善，但仍有指标分类不明确、等级逻辑性不强等特点，并且指标构建方法相对简单，科学性和实证研究较少，不够深入。

个体长期的情绪低落、焦虑等心理问题，以及心理或行为明确异常的个体都是心理危机监测需要关注的对象。有研究发现心理危机诱发因素与个体所在家庭经济状况、家庭成员关系、躯体疾病、自我效能感、危机处理方式和社会支持等因素都有联系。值得注意的是，一般的心理危机预警指标常常易与自杀或严重伤害等重大心理危机的预警指标相混淆。自杀是最严重的心理危机，但有其他很多心理危机可以通过早期干预而避免使当事人走入自杀的死胡同。指标的内涵应该包括指标名称与指标数值两部分，从而体现心理危机预警指标的"质"与"量"。

目前，心理问卷是高校筛查学生是否存在心理危机的主要的传统方式。例如学校对于每年入学的新生使用心理问卷做心理普查，最常用且较成熟的问卷是症状自评量表（SCL-90）。其次，心理档案也被用于二次筛查。但是类似筛查有其弊端：首先，心理工作者需要花费大量时间对量表及档案作出判断，在实际工作中很难及时有效地进行；其次，学生对心理问卷调查测评可能存在偏见、隐瞒或者随意填写等情况。

近年来，随着大数据模型的兴起，许多学者开始设计和使用心理数据建立数字化心理档案，建立更加准确和便捷的心理危机监测与预警模型。例如，在大数据时代通过微博、微信、QQ等广泛运用的海量新媒体数据，设计开发心理危机应急管理分析系统，预测心理行为倾向。其中，我国自2018年开始的医学人工智能群"树洞行动"为采用人工智能和大数据技术对网络媒体作分析并进行自杀救助提供了成功的可参考案例，其开发的网络智能机器人采用知识图谱技术（knowledge graph）及智能主体技术（intelligent agent technology），每天监控微博中特定的社交数据，从而发现自杀高风险人群并每日发布树洞监控通报。智能机器人已实现为自杀预警建立一个在语义数据处理平台上的系统。它能够每天定时从树洞里抓取数据，并以树洞知识图谱为支撑对树洞数据进行智能化分析，生成对应的自杀监控通报，并发给树洞行动救援团,以采取相应的救助行动。自 2018 年 7 月至 2018 年 10 月上旬,已经对 60 余人进行了网络自杀救助,其中 30 余人获得了有效救助,即缓解了自杀情绪或暂时阻止了自杀行为。因此,可以期待未来心理危机预警与干预相关的人工智能技术将进一步改进和充分解读自杀分析判别规则与算法,以期获得更准确的预警结果。

总体而言,心理危机监测与预警是系统性地将心理危机工作从干预转向预防的重要步骤。我国学者根据经验与实证在心理危机监测与预警系统构建上有了一系列成果,但因其系统的复杂性,现阶段无公认的最佳的监测与预警指标以及系统构成。所以,心理危机监测与预警的指标和方法或可从实践工作入手,对心理危机案例的总体情况进行追踪调查,自下而上探索,为监测与预警工作提供新思路。

三、监测与预警系统构建的其他因素

大部分机构组织的心理危机监测与预警的队伍、机制和体系建设仍处于探索阶段,对心理危机的认识较片面,同时,缺乏足够的、专业的心理健康及心理危机监测人员等也是心理危机监测与预警体系建立的难点。在完善心理危机监测与预警理论体系的同时,还需要在实际工作中进行长期、有效的专业人员培训和心理教育。以学校为例,通过课堂、校园活动等渠道对学生和教师进行心理健康知识普及和心理危机支持宣传,引导学生正确看待心理危机以及提高对周围潜在心理危机的防范意识,形成健康的心理支持氛围,从而预防心理危机的发生。同时,还应在学校等机构内储备专业的心理健康老师,并且对相关专业人群进行心理危机干预技能的训练。

此外,大多数心理危机监测与预警系统的实证研究聚焦于监测与预警相关对象的压力、个体特征等指标，而在实际监测过程中，也应注意监测系统的其他补充、支持力量。除了发挥组织或机构作为监测系统的主导作用外，家庭、社会、医疗系统应做到联合预警监测；需要明确各部门在预警工作中的具体职责，规范机构、家庭、社会、医疗合作程序，建立长效合作机制。

总的来说，心理危机预警机制是一种具有预测危机、防范危机的职能的超前危机管理手段。它的建立和实施，有助于我们及时发现并解决潜在的心理问题，维护个体和群体的心理健康和稳定。在干预过程中，需要定期评估干预效果，并根据反馈结果对预警机制进行调整和优化，以确保其持续有效。

第二节　心理危机响应机制

一、常态预警干预处置

根据已有心理危机监测与预警系统提供的信息，常态预警干预处置是对不同危机程度事件开展相应干预工作的模式。已有心理危机预警模型建议通过科学的量化方法对一系列心理指标进行考查，如各类重要的监测与预警指标，从而对潜在的或现实的危机因素影响下的心理危机的严重程度进行分级。该预警模型以百分制为轴线，以 20 分为划分单位，将预警评估量化为五个预警与处置层级：0~20 分为正常，21~40 分为轻度，41~60 分为中度，61~80 分为重度，81~100 分为危重度。处于 0~20 分的个体层级危险度较低，只需要进行常规的"心理保健"，即常规的心理健康教育与咨询，解决一般性心理问题等。其次是 21~40 分的"警戒"水平，需要进行"朋辈辅导""社会支持""心理保健""及时阻控"以及"实时监护",即通过组织成员、家庭成员、朋友等支持体系,根据个人情况在校内环境中尽可能进行安全监护以及调控等行动。当危险分值达到41~60分的较高或61~80分的很高危险程度,则需要适当加入组织内或组织外机构的"心理治疗",必要时进行转介。对于分值高于80分的严重危险程度情况,应立即展开"紧急救助",配合"安全保卫""媒体接引""危机善后"等处置方式。"紧急救助"包括组织内医疗部门对已发生的过激行为后果的生命救护或转介,以及心理危机干预机构对当事人的紧急心理救援。"安全保卫"指组织内部保安部门应配合公安部门进行事故调查取证及现场保卫等。妥当的"媒体接引"可避免对事件的不恰当报道而产生的不良影响。"危机善后"为当事人进行复学等学习、工作、生活营造宽松、关爱的心理氛围,以及提供定期随访咨询,并且为其他受影响的人员提供危机后的心理干预,详见表1-1。

表1-1　心理危机预警的五级响应系统

颜色	危险程度	分值	采取的行动
红	严重	81~100	紧急救助、及时转介、及时阻控、实时监护、心理治疗、亲人陪伴、安全保卫、媒体引导、危机善后
橙	很高	61~80	心理治疗、实时监护、及时阻控、及时转介、亲人陪伴、社会支持
黄	较高	41~60	心理治疗、朋辈辅导、社会支持、心理保健、及时阻控、实时监护
蓝	警戒	21~40	朋辈辅导、社会支持、心理保健、及时阻控、实时监护
绿	较低	0~20	心理保健

机构根据自身需求与资源建立合适的心理危机监测与预警系统后，可参考相应的分级响应系统，对常态监测下的预警信息作出响应与处置预案，确保响应过程系统、安全、高效。一旦识别到心理危机事件或个体处于心理危机状态时，立即启动响应机制。同时，对心理危机事件或个体的状况进行快速而全面的评估，了解危机的性质、程度和影响范围。根据评估结果，迅速制订并执行紧急干预措施，防止危机进一步恶化。在响应过程中，要确保有足够的资源支持，包括专业心理人员、场地、物资等。同时，建立有效的资源调配机制，确保资源能够迅速、准确地到达需要的地方。在心理危机事件处理过程中，要持续监测个体的心理状况，并根据反馈结果调整干预措施。同时，对整个响应过程进行反思和总结，以便不断完善和优化心理危机响应机制。值得注意的是，心理危机响应机制需要强调专业性和人文关怀的结合。在干预过程中，要尊重个体的意愿和隐私，关注他们的情感需求，提供个性化的支持和服务。

二、重大灾害应急响应

突发性的重大灾害或公共卫生事件是难以预测的，其在短时间内迅速爆发，具有一定普遍性和社会性，如地震、洪水等自然灾害；空难、汽车事故等人为灾难；以及以新型冠状病毒感染为例的公共卫生危机事件。此类事件的核心要义是超出了个体或组织的日常应对能力。突发事件的严重后果直接体现在经济损失和人员伤亡上，这些数字背后往往意味着更多的人员失去家园、失去亲人，短时期内给受害者带来难以接受的创伤。目前国内学者在以下三个方面已基本达成共识：①突发事件容易引起公众的不良情绪，需要及时进行干预和疏导；②心理危机干预需要在当事者的家庭、亲友和社会相关组织多方联动的情况下开展；③心理危机干预的重点在于通过与当事者的沟通，给予其支持、理解，激发当事人的潜能以应对危机。与常态预警干预处置不同，重大灾害心理危机应急响应工作最强调的是组织纪律，任何救援工作都需要服从总指挥的调配，包括心理援救工作。

（作者：苏 映；审校：王 振 蒋 燕）

第二章　心理危机干预的组织和实施

心理危机干预工作的重要性已经获得社会各界的普遍认可,我国心理危机干预工作也取得了一定的成效。然而作为一个国土面积广袤、灾害多发的国家,当前的心理危机干预工作的制度化和体系化水平尚不足以满足需求,且在实施过程中也存在不足。危机干预工作的及时、有效、有序的开展离不开提前筹划和组织保障。因此,建立及时、有效、安全、系统的心理危机干预服务体系势在必行。

第一节　心理危机干预的组织

常态与应急是危机干预组织实施的两种不同状态。常态是指平常状态下心理危机干预的组织保障工作,包括队伍组建、培训演练、能力提升、物资准备、设备维护等,即体系化建设。应急状态是指当个体或群体突然遭受严重灾难或重大生活事件后,当事人陷于心理失衡和失控状态,为了避免或减少如恐慌、抢购、逃离、暴动等不良应激反应,危机干预实施者及时响应、妥当处置,按照科学的程序、明确的要求进行有效的心理救援。当外部危险结束后,个体和群体会恢复到常态,同样,心理危机干预组织管理的应急状态结束后也要回到正轨上来。

一、体系化组织保障

(一)体系化组织保障的必要条件

有效的心理危机干预需要统一的部署、专业化的实施、制度化的保障。此时政府应充分履行其职能，通过心理危机干预服务体系及时开展心理救援工作，并利用自身的形象与感召力，在全国范围内激发民众的团结互助精神，激励灾区人民不屈不挠、战胜困难的精神。心理危机干预服务体系建立的前提条件是必须有国家及地区相应的政策支持、制度保障、统筹协作。只有这样，才能够使相关人员在一个有法可依、有章可循的环境中投入援助工作。目前，我国已经制定了《中华人民共和国突发事件应对法》《中华人民共和国防洪法》《中华人民共和国防震减灾法》《中华人民共和国传染病防治法》《中华人民共和国精神卫生法》《突发公共卫生事件应急条例》《突发事件卫生应急预案管理办法》等法律法规。有了法律的保障，政府才能及时高效地处理灾害，从而将社会动员、危机管理、各部门的协调纳入法治化轨道，实现心理危机管理有法可依，增强政府行为的合法性和规范性。

心理危机干预服务体系建立的另一个必要条件是政府心理危机意识的树立。首先，通过召开专家和民众的讨论会，及时了解民众心声，关注社会矛盾，预测社会可能出现的各种危机状况。在思想、物质、管理和技术层面做好充分的准备，防止在危机发生时措手不及；其次，应明确各级行政管理部门与援助机构、社会团体的权责和义务，保证干预工作在危机的各个阶段都能有组织、高效地展开。此外，应建立包含基层网络、专业网络和信息沟通网络的多级心理危机干预服务体系。基层网络系统是指在各区域相关机构、团体内建立心理危机干预工作站／点；专业网络系统是指由国家组织、由心理危机干预专家组成的咨询指导小组定期在不同区域开展专业心理危机干预指导和督导；信息沟通网络系统则是指将两者联系起来的网络系统。

（二）建立常态化危机干预心理援助机构

目前，许多国家都有常设的处理紧急状态的机构，我国也设有国家应急管理部。在心理危机干预领域，应建设常态化的危机干预心理援助机构或办公室行使危机预警和危机干预管理职责。包括建立健全心理危机应急干预体系，遵守统一领导、多部门联动原则。制定工作规范、管理制度和应急预案，确保在突发公共事件发生时能够迅速响应，实现心理危机应急干预工作的高效协同。在实践过程中，不断对规范、制度、应急预案进行修订和完善，确保制度和预案能够及时适应新的形势和需求。建立危机干预信息平台，加强信息沟通与协调，确保应急干预各部门之间的信息共享和资源整合，提高应对突发公共事件的效能。建立心理危机干预预警系统，监测危机事件中大众和个体的心理行为变化，预测可能出现的心理问题，以便采取相应的科学措施予以应对。定期组织跨部门培训和演练，充分利用新技术、新方法、新工具，提高各部门在突发公共事件心理危机应急干预中的业务水平和协同能力。

（三）体系化组织保障的原则

不论是对个人、地方还是整个社会而言，灾害都是一种巨大的冲击。因此，心理危机干预工作必须同政府的灾害应急处理相统一，把心理危机干预纳入到灾害应急管理的整体工作中，组织属地专业技术力量，利用各类机构组成的心理危机干预网络，积极预防、及时控制和缓解灾害后的心理危机，促进灾害后的心理重建，为政府有效地处理灾害提供决策依据。结合政府危机管理的要求和心理危机专业实施的要求，构建长效的灾害心理危机干预机制，应确立以下基本原则。

1. 协同性原则　也称全局原则，心理危机干预既是整体救援工作的一个组成部分，也是整个应急管理系统的重要组成部分，并且与救灾的其他方面都有密切关系。因此，无论是在制定心理危机干预行动预案时，还是在现场紧急救援的过程中，都必须进行全盘考虑。在统一领导的前提下，所有参与心理危机干预的工作人员之间以及与其他救援工作者之间，都应加强协调与合作，注重彼此的关联性，确保应对措施不遗漏、不重复，才可能提高心理危机干预的整体效果。具体来说应注意协调好三方面的关系：①心理危机干预与政府总体救援安排相一致；②心理危机干预与整体救援的具体工作协调一致；③注重心理危机干预与医疗救援的协调一致。心理危机干预可以看作是医疗救援不可缺少的一部分。

2. 普遍性原则　危机事件发生后，大部分人心理状态可以通过自身的应对策略自然恢复，但仍有部分人群会出现异常状态，这些人需要得到及时、专业的心理干预与治疗，否则危机可能会伴其一生。但心理危机干预的对象并不仅仅是这些人，更是每一个事件当事人以及所有可能受到事件影响的个人或群体。重大灾害性事故一旦爆发，所涉及人群之广、产生的心理问题之多，都要求心理危机干预具有普遍性。除了对事件当事人的干预之外，救援人员、医疗人员等受到事件影响的群体都应该接受及时的干预，这是突发公共事件后的心理危机干预与一般心理疾病治疗的不同之处。心理危机干预的普遍性还表现在干预工作者和救援方法上，具有丰富救援经验的专业工作者懂得如何给予当事人以恰当的心理安慰，他们也可以成为心理危机干预工作者。

3. 科学性原则　危机干预是一项涉及众多领域的工作，它以危机干预专业技能为核心，以心理学、医学和社会学等专业知识为基础。因此，良好、系统的专业培训和经验咨询是科学地开展危机事件心理干预的基础。心理危机干预要讲究科学的态度和方法，抓住灾害后心理变化的不同时期，有针对性地进行心理危机干预，才会有事半功倍的效果。如果方法不当会适得其反。例如，对刚刚经历过灾害而受到创伤的人来讲，不能要求他们"不要哭，要坚强！"反而应当通过鼓励其适当的哭诉，宣泄积压在心中的自责或苦痛，这才是心理康复的良好开端。另外，富有经验的救援专家、心理危机干预工作者和志愿者的作用是有区别的，这就需要将一般性心理帮助和专业的心理危机干预结合起来，将普通救援人员的作用和专业救援人员的作用综合起来。

4. 分级分类原则　危机种类多种多样，心理危机的严重程度也各不相同，危机干预的防 - 控 - 治是一个层层推进、相互作用的过程。普遍性的预防和控制工作做得越好，就越能减轻因创伤导致的精神障碍的治疗负担，更有利于灾后社会心理的稳定和个人心理健康的维护。如果能在事件或灾害发生后最短时间内（干预的最佳时间是事件发生后 24~48 小时）及时有效地介入，在心理安抚的同时筛选出不同层次的心理危机人群，给予针对性的干预，就能有效降低危机事件对当事人造成的伤害。

二、牵头与响应

（一）宏观层面

宏观上，心理危机干预工作的主体主要包括三个层面。

1. 政府层面　政府的危机干预工作应由专门的应急指挥机构承担。各级卫生健康部门在应急指挥机构统一领导下，负责本行政区域内的心理危机干预和心理援助工作。涉及跨行政区域的，由上级卫生健康部门负责。除政府工作人员，应急小组成员还应包括心理学专业人员、医疗行业人员和专业救援人员。各级应急小组应积极开展危机管理教育，提高政府行政职能人员应对和处理灾害的能力和水平。各级政府工作人员应认识到危机事件的处置不同于普通社会事件，应以疏导为主，杜绝采取强硬手段激发民众愤怒情绪。

2. 社会层面　心理危机干预不仅需要政府的引导，更需要社会的普遍参与。随着社会的发展，各类公益组织、民间组织和国际组织纷纷出现，只要能够合理引导和规范其行动，这些组织将在心理危机干预中填补政府干预和救援工作的不足之处，为心理危机干预服务体系的正常运行发挥重要作用。

3. 专业机构　成功的心理危机干预离不开专业的工作人员。各大高校、研究院所应开展心理危机干预的相关研究，开设相关专业，为心理危机干预工作提供人才基础。此外，设有心理危机干预中心的机构也不断增多，这些干预中心的工作人员将会是心理危机干预的中坚力量。

（二）具体层面

在实际工作中，为了保证心理干预工作的有序开展，应由省市级卫生健康部门组建有专业能力的心理救援队伍，可依托于专业精神卫生机构或综合医院精神科。组织设置如下。

1. 领导小组　由卫生健康、应急、公安、民政、教育、交通、消防、专业卫生机构等相关工作的责任人共同组成。负责在危机发生后紧急响应，抽调人员、组建队伍；领导和指挥心理危机干预工作开展；协调与其他部门的工作对接；为心理危机干预顺利开展提供必要的组织保障和经费保障。

2. 心理危机干预队伍　由精神科医护人员、心理工作者、具有灾后心理危机干预经验的专家组成。负责进行现场或远程干预，或为现场从事心理危机干预工作的人员等提供心理危机干预方面的技术指导和监督；对心理危机干预效果进行现场评估，收集和整理与当事人或人群相关的心理健康资料、与心理危机干预操作过程相关的资料；对事件发生后的维护性心理危机干预提供方案或建议；为上级部门提供与事件相关的心理危机干预专项研究报告。

3. 常态化建设心理危机干预三级梯队

（1）核心干预队伍：由具备心理学相关知识与技能、有心理危机干预经验的专业精神心理行业工作者组成。包括精神科医护、心理治疗师、心理教师、心理咨询师、社会工作者等。核心队伍在平时阶段应定期接受培训，参加演练，完成相关考核。危机发生后，应积极响应、参与心理救援工作，完成危机干预任务并接受督导。核心队伍可单独组队或者与综合医疗队混合编队。单独组队时，设置队长1名，副队长1名，联络员/秘书1名，负责团队后勤保障和与各方面联系。

（2）心理热线服务队伍：以接受过心理热线培训的心理健康工作者和有心理危机干预经验的志愿者为主。在平时阶段提供常规热线心理咨询服务，危机干预状态时，提供有针对性的线上心理咨询服务。志愿者在上岗之前，应当接受心理援助培训，在提供志愿服务期间，热线管理机构应组织专家为接线人员提供督导。

（3）心理危机干预储备队伍：由具备心理学相关知识与技能、有危机干预工作热情、有心理咨询相关工作经验的大学生、研究生、社会人士组成。参与日常培训和演练，择优纳入核心队伍和心理热线服务队伍。

（三）分级分类响应

突发事件的心理危机干预，参考2007年通过的《中华人民共和国突发事件应对法》以及2025年最新的指导文件《国家突发事件总体应急预案》，各级卫生健康部门应当建立突发事件心理危机干预和心理援助应急响应机制，根据突发事件分级，结合本行政区域实际情况，于24小时内启动相应的应急响应,组织、协调开展突发事件心理危机干预和心理援助,最迟不晚于72小时。

Ⅰ级响应:在接到特别重大突发事件的指示、通报或报告后,国家卫生健康部门在24小时内响应,并统一组织协调开展突发事件的心理危机干预和心理援助工作,派遣国家级心理危机干预和心理援助相关领域专家指导地方开展工作。事件发生地相邻省份应做好本省份心理援助应急队伍的支援准备工作,接受上级部门的调派。

Ⅱ级响应:在接到重大突发事件的有关指示、通报或报告后,省级卫生健康部门应在24小时内响应,并立即派遣省内心理危机干预和心理援助相关领域专家前往事件发生地,组织开展评估、心理健康危害及心理援助需求分析等工作,提出心理援助相关应急处理工作建议,并根据需要提出支援请求,报告有关处理情况。

Ⅲ级响应:在接到较大突发事件的有关指示、通报或报告后,市(地)级卫生健康部门应在24小时内响应,并立即派遣市域内心理危机干预和心理援助相关领域专家前往事件发生地,组织开展心理援助工作,评估心理健康危害及心理援助需求,提出心理援助相关应急处理工作建议,根据需要提出支援请求。

Ⅳ级响应:在接到一般突发事件的有关指示、通报或报告后,县(区)级卫生健康部门应在24小时内响应,并立即派遣县(区)内精神卫生相关领域专业人员前往事件发生地,了解事件相关情况,及时向卫生健康部门报告,根据需要提出支援请求。

面对不同的灾害类型,分级响应展开的侧重点应更有针对性。

1. 自然灾害　自然灾害是指给人类生存带来危害或损

害人类生活环境的自然现象，主要包括水旱灾害、气象灾害、地质灾害、海洋灾害、生物灾害和森林草原火灾等。针对自然灾害事件，需要结合灾害类型、影响范围、灾害人员伤亡情况、灾害时机和地点等因素进行分级分类响应，以最大程度地减轻受灾者的心理创伤，促进其心理恢复。

Ⅰ级响应：对于自然灾害中的紧急事件，如受灾者面临生命危险或有严重受伤等情况，应立即进行救援，帮助受灾者尽快撤离危险区域，并提供医疗、生活、安全保障和紧急心理支持。

Ⅱ级响应：对于自然灾害中的高风险事件，如失去亲人、财产损失等，应及时组织心理干预团队，为受灾群体提供团体干预和心理疏导，帮助其平稳度过哀伤，正视痛苦，重新建立生活目标。

Ⅲ级响应：对于自然灾害中一般级别的事件，如受灾害影响较小的个体心理疏导、心理咨询等，可通过在线或电话咨询的方式进行干预，缓解受灾群体的心理压力，提供必要的心理支持。

2. 事故灾难　事故灾难事件是指突然发生的、对人们生命和财产造成严重危害的事件，主要包括工矿商贸等企业的各类安全事故、交通运输事故、公共设施和设备事故、环境污染和生态破坏事件等。事故灾难事件具有不可预知性、不可抗拒性及造成后果的毁灭性，对社会公众的心理行为产生巨大影响。针对事故灾难事件，需要结合事故严重程度和对受灾者的影响程度进行分级分类响应，以最大程度地减轻事件的冲击和影响，助力受灾者心理复原。

Ⅰ级响应：对于事故灾难中的紧急事件，如受灾者严重中毒、受伤、被困塌方等面临生命危险的情况，应立即由专业救援人员或医疗人员进行救援，在救援过程中向受灾者传递安全信息，提供基本安全保障和紧急心理支持。

Ⅱ级响应：对于事故灾难中的高风险事件，如在航空事故、火灾中失去亲友、失去家园，在矿难中失去同事、被困等，应及时组织心理干预团队，缓和受灾者的急性应激反应，处理居丧反应。心理干预团队应由专业心理咨询师、心理治疗师组成，可通过现场支持、团体干预、线上咨询等方式帮助其缓解焦虑、恐惧、内疚等情绪，减轻心理负担。

Ⅲ级响应：对于事故灾难中一般级别的事件，如受灾害影响较小的个体心理疏导、心理咨询等，可通过在线或电话咨询的方式进行干预，缓解受灾群体的心理压力，提供必要的心理支持。

3. 公共安全事件　公共安全事件是指对社会公共安全造成威胁或严重危害的、亟须采取应急处置措施的事件，主要包括恐怖袭击事件、经济安全事件和涉外突发事件等。针对公共安全事件，需要结合事件性质、可控程度、严重程度和影响范围等因素进行分级分类响应，化解公众负性情绪，促进社会和谐稳定。

Ⅰ级响应：对于公共安全事件中的紧急事件，如在恐怖袭击中面临生命危险、严重受伤，在经济安全事件中遭遇严重财产损失等情况，心理干预应与救援工作同步进行，在保证受灾者安全的前提下提供紧急心理支持和帮助。

Ⅱ级响应：对于公共安全事件中的高风险事件，如失去亲友、失去工作、财产受损、涉外刑事案件等，可通过现场支持、团体干预、线上咨询等方式帮助受灾者建立安全感和情绪宣泄机制，使其平稳度过哀伤反应。同时，向受灾者提供准确、实时的信息，减轻不必要的担忧和焦虑，弱化从众心理，避免群体性事件的发生。

Ⅲ级响应：对于公共安全事件中一般级别的事件，如受灾害影响较小的个体心理疏导、心理咨询等，可通过在线或电话咨询的方式进行干预，缓解受灾群体的心理压力，提供必要的心理支持。

4. 公共卫生事件　公共卫生事件是指突然发生，造成或者可能造成社会公众健康严重损害的重大传染病疫情、群体性不明原因疾病、重大食物和职业中毒以及其他严重影响公众健康的事件。针对公共卫生事件，需要结合事件的传播范围和对受灾群体的影响程度进行分级分类响应，以最大程度地减轻受灾者焦虑、恐慌等情绪，促进心理重建。

Ⅰ级响应：对于公共卫生事件中的紧急事件，如突然暴发的疫情、病毒感染等，应立即组织应急救援，为病患提供紧急治疗和抢救；加强疫情或病毒监测和防控措施，确保病患及时得到治疗和隔离，减少公众恐慌。同时，针对病患和受影响的群体，提供紧急心理疏导和支持。

Ⅱ级响应：对于公共卫生事件中的高风险事件，如疫情扩散、感染风险较高等，加强病患救治和隔离，防止疫情蔓延。针对病患及其家属，可通过现场或线上干预等方式帮助其缓解紧张、悲伤情绪，减轻病耻感，积极面对治疗。

Ⅲ级响应：对于公共卫生事件中一般级别的事件，如受事件影响较小的个体心理疏导、心理咨询等，可通过在线或电话咨询的方式进行干预，缓解受影响群体的心理压力，提供必要的心理支持。

（作者：金　金；审校：王　振　王　钢）

第二节　心理危机干预的准备工作

一、构建安全环境，做好物资保障

危机突如其来，在灾难发生后稳定有序的生活被扰乱，基本生活保障和安全保障也有可能受到影响。此时任何一个救援部门、救援小组和救援队员都应该首先配备好自身需要的基本物资，秉持简便、实用、必备的原则。进入到心理危机干预的实施现场，首先要做好组织保障和物资保障。

（一）组织保障

危机事件发生后，危机干预领导小组接到任务应以最快速度摸清事件的性质、时间、地点、起因及影响范围等，做好分析、预测，迅速报主管部门和上级单位，根据领导的指（批）示进行组织、协调和处理；领导小组和工作小组启动，核心干预队伍和保障小组进入工作状态，心理热线服务队伍和心理危机干预储备队伍进入待命状态。领导小组根据危机性质、事件规模调配队员，单独组建或混合组建工作组。有困难的向上级应急处置小组申请援助。特大事件由所在属地联席办领导担任总指挥，设立现场指挥部统一指挥，指挥部由危机事件涉及的相关部门组成，必要时请专家组现场指导。实施心理危机干预前，明确驻扎地点和安全工作领域，保障救援队或救援人员能安心投入救援工作。危机干预实施前的组织保障应尽可能快速、高效、有序，做到决策快、反应快速、措施到位。

当地卫生行政应急部门及精神卫生机构（精神专科医院或综合医院精神科）作为心理危机干预指挥中心的后方支持力量，负责组织协调和后勤保障工作，确保信息沟通渠道的清晰和顺畅，持续跟进心理救援进展和需求。心理救援是医疗救援的一部分，心理危机干预工作需要在整体救灾部署的框架下进行，心理危机干预指挥中心需要与救灾指挥部保持紧密联系，接受救灾指挥部统一指挥，及时调整工作重点。

（二）物资保障

1. 身份标识 救援现场不同职责的工作人员在紧张有

序地开展工作，负责不同救援内容的工作者需要准备各自的身份标识或标志性衣物，以便求助者在需要时能够快速找到救援人员。标志物需具备下列条件：醒目、简洁、统一、颜色忌杂乱、杜绝广告。

2. 通信设备　如手机或对讲机等设备可以保证心理援助人员之间的沟通交流。联系相关救助机构，为当事人与亲朋建立信息沟通桥梁，必要时及时上报援助工作状况或接收上级领导指令；也是援助人员遇突发意外时对外联系的工具。

3. 工作手册　手册内容可以包括紧急救援措施、常用必备相关救援机构联系方式与地理位置、工作日志、工作计划、个人信息等。

4. 急救包　信息卡片、压缩干粮、逃生绳、止血带、防风防水火柴、特制蜡烛、水袋、收音机、手电筒、救援信息发出工具等。常用药物，包括消毒水、抗生素、感冒药物、镇痛药、安眠药物等。必要时携带绷带、纱布、医用胶布、棉签、医用酒精等。

5. 心理救助相关物资　编制并印刷危机干预评估材料及关于危机干预事件中如何自我心理调整的指导手册或宣传资料。心理援助与危机干预辅助治疗工具：放松治疗虚拟现实（virtual reality，VR）眼镜、音频播放设备等。

6. 资源手册　根据危机特点，准备相应的资源手册。如为跨地区救援，针对多数心理援助人员为非本地的特点，每人需配备援助地的地图并标记出临时建立的救助区域或救助机构。

（三）出发前心理准备

心理危机干预工作者还需调整好自身状态，包括调整自身身心健康状况、获得充分的家庭支持、做好原有工作的交接、生活安顿周全等。对干预队员进行心理评估，只有健康的心理状态才能胜任心理危机干预工作。组建工作小组，确定现场工作组长和联络协调人员，明确各自职责，保持沟通顺畅，随时了解现场情况，提前做好计划和准备，以及对计划、准备和分工做必要的调整。

二、现场人员组织领导与分工

危机发生势必会造成一定程度的不安和混乱，此时每一个参与救援的部门都需要有自己的领导机构来统一部署相关救援工作，并与其他救援队密切配合，信息互通，形成合力。参与心理危机干预的实施的工作人员和所涉及的主要工作分为以下四类。

1. 组织协调人员　统筹组织心理危机干预工作开展；协调与其他危机干预系统（管理、公安、交通、卫生、消防等）的各种关系；整建制危机干预行动中，队长负责危机干预各项工作的总体指挥和协调；副队长负责协助队长进行任务分配、危机现场管理、组织协调、联络保障供应等行政工作；秘书负责干预队伍日常组织管理、装备配置、现场干预信息汇总和记录，后续干预总结报告等。

2. 危机干预专业人员　根据灾情配置相应数量的干预队员，避免单人行动，每项任务至少安排两人参与。干预队员参与救援前，需要评估自身的心身健康状况，做好工作交接、家庭事务的安排和自我照料的准备。人员匹配方面需要考虑地域、性别、专业、年龄及工作经验等因素。危机现场对当事人或人群开展心理危机干预，及时完善心理危机风险等级评估，提供心理援助和心理疏导服务，进行个案干预或团体干预，提供有效的资源链接。危机干预结束后将相关信息记录、整理和汇总，完成危机干预工作总结报告。

3. 专家督导组　由经验丰富的干预队员组成，为干预队伍提供专业培训；对现场从事心理危机干预的组织协调人员、危机干预专业人员、其他医护人员等提供心理危机干预方面的技术指导和督导。必要时可直接进行现场干预；收集和整理与当事人或人群相关的心理健康资料及心理危机干预操作过程相关的资料；对心理危机干预效果进行评估；为事件发生后的保障性心理危机干预提供方案或建议；为上级部门提供与事件相关的心理危机干预专项研究报告。

4. 保障供应人员　配合危机干预队伍做好出发前、危机干预中需使用的防护用品供应、安全设备配备、后勤保障等工作。

三、识别救助者

心理危机干预工作开展前，需要了解灾难事件的性质、伤亡及财产损失状况、受灾人群及潜在受灾人群的数量、分布和特点及组织响应情况，当地政府的需求和要求。任何暴露于或受到灾难事件影响的人群都应是心理危机干预的服务对象，针对不同人群提供不同深度的救援。受灾人群大致可分为四级。干预重点应从第一级人群开始，逐步扩展。一般性宣传教育需要覆盖到四级人群。

第一级人群：死难者家属，伤员，灾难亲历幸存者。

第二级人群：灾难现场的目击者（包括救援者），如目击灾难发生的灾民、消防、武警官兵、医疗救护人员等。

第三级人群：与第一级、第二级人群有关的人，如幸存者和目击者的家属等。

第四级人群：后方救援人员、灾难发生后在灾区开展服务的人员或志愿者。

进入灾难现场后，通过观察和评估，可进一步识别需要重点关注的人群，如需要提供紧急救援的急性不适者和高危人群。急性不适者可表现出失去定向感、困惑、狂乱或激动、惊恐、极度退缩或冷漠、极度烦躁不安或易怒、过度担忧等。高危人群是指灾难事件发生后存在潜在高风险的人群。常见的高危人群有：因灾难导致躯体残障、亲人离世或有重大财产等损失者；目前或既往有严重躯体或心理健康问题者；既往经历多次创伤或有重大创伤史者；孕妇，照顾年幼孩童的妇女；孱弱者；老年人；孩童；缺乏社会支持者；可能有危险行为的人；多次变更安置场所者；有物质滥用问题的青少年或成人；参与灾难应变处理的全体人员；经历重大失落者；亲身经历怪异场景或极端生命威胁者等。

四、关注高危人群

高危人群需要逐个进行心理评估和筛查，通常以个体访谈的形式收集相关信息，采用观察、倾听和提问等技术，了解高危人群的基本信息、受灾严重情况、心理应激反应、目前的安全问题和紧急需求，社会支持系统，可利用的资源，危险意念和风险行为，既往病史及创伤史等，可通过高危人群的亲属、好友、同事或社区工作人员等补充完善信息。必要时，可使用恰当的心理评估工具进行筛查。筛查结果需要汇报给相关负责人，提出干预建议。指导照顾者与高危人群进行沟通的技巧和注意事项、简单易学的放松方法，并嘱咐他们自身做好自我照顾。评估照顾者的心身状态，如有过度卷入导致的情绪问题和疲劳，给予干预建议。留下紧急联系方式，确保高危人群有需要时能给予及时回应。针对有急性心理应激反应的个体，进行心理干预，干预后评估效果，并进行随访。对存在自伤自杀、暴力等风险的人群需要给予紧急处置，必要时转诊到专业机构。发现紧急群体心理事件苗头，需要及时上报给上级部门并提出解决意见。

五、报告与随访

及时总结当天工作,每天固定时间召开碰头会,对工作方案进行调整,计划次日的工作,进行团队内重要信息的同步、案例督导与心理赋能。在心理危机干预工作结束后,全体队员至少应接受一次团体情绪舒缓或督导,必要时接受一对一的情绪舒缓或督导,以保障心理危机干预工作者的心理健康和工作的可持续性。

及时将干预结果向当地指挥部负责人汇报,提出对重点人群的指导性干预意见,特别是对重点人群开展救灾工作时的注意事项。在工作结束后,要将本次危机干预情况及时总结并汇报给有关部门。

根据危机事件的严重程度,事态发展和控制情况及时报告事件进程,按规范填写心理危机事件信息记录报告表和心理危机干预报告,逐级汇报至卫生应急主管部门。心理危机干预任务结束后,由临时工作小组组长向管理部门书面汇报干预过程、经验教训及其他相关情况。主管部门根据心理危机干预实施情况,指定新闻发言人,必要时向社会进行发布。其他人员不得随意向媒体发布干预和救援信息。

将心理危机个案/团体干预过程中的相关信息完整登记在危机干预记录表上,完成危机干预任务后及时向心理危机干预实施单位相关科室如危机干预办公室报告留档。具体要求包括:①个案建档。为每位发生心理危机的当事人或团体建立独立的记录档案。②匿名编码。匿名是为了保护当事人隐私;编码则为管理、后续的咨询、研究和教学提供便利。③及时记录。为保证记录内容的真实性和有效性,需在危机干预工作结束48小时内完成记录。④及时归档。当一位危机当事人脱离危机情境,专业人员已经完成干预记录的全部内容时,及时归档。

(作者:王靖伊 阳 波;审校:王 钢)

第三节 心理危机干预的现场实施

一、接触与投入

接触是心理危机干预者开始接近被救助对象,建立干预关系的初始阶段。投入是指心理干预者专注一心地陪伴被救助对象。恰当的接触和投入能帮助心理干预者与被救助者建立良好的干预关系,而良好的关系将有助于后续心理危机干预工作的顺利开展。接触和投入的过程同时也是收集信息和进行心理评估的过程。由于心理危机干预是基于危机发生后早期心理反应而建立的支持性干预技术,因此接触和投入本身就是干预。

(一)接触和投入的一般步骤

接触前的准备:①干预队员需向相关工作人员了解被救助对象的基本信息(例如,性别、年龄、职业、教育、文化习俗、宗教信仰、家庭状况等)、受灾情况(人员和财产损失)及当前的身心状况。②先由相关工作人员与被救助者取得联系,征得其同意。③在工作人员的引见下到访。④介绍自己,简单说明来由。⑤通过开放式提问开启谈论。例如,"有什么可以帮到你的?""这几天您感觉怎样?";陪伴、观察、倾听、提问。

(二)接触和投入的注意事项

接触的注意事项:①主动接触,但以非侵入、不打扰、不伤害、不添乱的方式进行;②礼貌,和蔼,真诚;③保持冷静,使用简洁、通俗易懂的语言;④除经相关工作人员的引见外,接触方式还可以是通过与其他医疗队一起工作或在提供实际帮助的过程中自然地展开接触；⑤过程中留意需即刻注意的紧迫问题和需求，即刻的医疗关注是最需要被优先考量的；⑥可带些慰问品，接触孩童时可根据年龄选择适当的玩具等；⑦需要考虑不同年龄人群的特点，与年幼儿童接触时，目光需要保持在儿童的视线水平，沟通时需要使用与儿童发展阶段相匹配的语言；⑧提倡接触需与文化背景相适宜；⑨不是每个人都愿意接受心理危机干预，做好可能被拒绝的心理准备，留下心理危机干预队的联系方式。我们需要相信大部分人都能从灾难应激中恢复。

投入的注意事项：①共情，无条件接纳，积极关注；②允许被救助者有自己的节奏；③避免机械的陪伴，仅仅当成是在工作，而忽略人与人的连接。

二、安全与舒适

心理危机干预过程中需要关注安全与舒适问题，主要涉及两个方面，一是躯体层面的安全与舒适；二是心理层面的安全与舒适。

躯体层面的安全与舒适：遵守生命安全第一原则，疾病或伤情的救助优先；排除物理环境中的危险，协助被救助者离开危险区域；评估暴力行为风险，做好预防性干预；提供充足干净的食物和水；遮体保暖；对与照顾者分开的儿童，需要照看他们，防止走失受伤等其他伤害的发生。

心理层面的安全与舒适：远离嘈杂混乱的环境；避免导致二次心理创伤的因素；救援人员穿戴可识别的衣服，冷静行动，建立秩序；协助处理急性痛苦反应，提供心理支持；提供灾难救援相关信息和心理健康知识；确保需要陪伴的被救助者不会独处；保护被救助者的隐私和尊严。

　　注意事项：①救援人员在关注被救助者的安全与舒适的同时，不要忽略自身的安全与舒适，做好自我观察与评估，自身安全和舒适问题难以解决时，寻求督导；②遇到不安全的环境，如即将倒塌的房屋，不要进入，请求协助；③如果缺乏医疗训练，医学相关救助需要转介给专业救援人员。

三、稳定情绪

　　心理危机干预中，稳定化工作非常重要。广义的稳定化包括整个救灾系统有条不紊地运行，救援人员呈现的镇定、耐心、灵敏、有序和实效；保持相对稳定的干预关系，需要工作轮替时，提前做好告知和交接准备；制订相对稳定的干预计划；协助规划日常生活，尽可能保持原有生活作息，规律进食、休息和运动；促进躯体层面的稳定；鼓励加强社会关系连接和社会活动的有序开展，如与朋友交谈相处，情况允许时尽可能恢复部分工作、儿童的游戏和学习，以促进心理 / 情绪上的稳定等。狭义的稳定化主要是指稳定情绪。情绪问题在灾难事件发生后较为突出，能够较快地反映出个体的心理状态。在情绪出现异常的情况下，其他心理活动，如认知信念和行为也会受到影响。稳定情绪的目标是帮助情绪被严重干扰的人平复冷静，他们可能表现出没有回应、无法控制的哭泣、激动不安、过度呼吸或身体颤抖麻木、呼吸困难等。

　　安抚和平静个体情绪的一般方法有：保持和被救助者在一起，倾听他们的谈论；提供支持和陪伴；允许沉默或哭泣；让其认识到应激反应是正常的；识别有哪些想法干扰到被救助者的情绪；针对一些无助、自责内疚的信念和想法进行工作；教习放松方法，如呼吸调节方法（数呼吸、观呼吸、腹式呼吸等）；采用着陆技术（例如，可关注从视觉、听觉、触觉、味觉、嗅觉及内在感觉等通道获得的中性刺激，如听到空调的声音,闻到橘子皮的气味,留意地板上的花纹,身体的姿势)、安全岛技术,内在智者和保险箱技术等促进情绪稳定。

注意事项:①稳定情绪,并非必须去稳定最强烈的情绪表现,因为这些反应是正常和可以预见的;②稳定情绪不能阻碍正常应激反应的表达;③不要催促,允许被救助者有自己的节奏;④留意非言语信息:恰当的眼神和身体接触、身体姿势、手势、面部表情、语音语调,距离和个人空间等。

四、收集信息

收集信息是心理危机干预工作中的重要一环,贯穿于心理干预工作的始终,有利于心理评估和筛查、干预工作的开展和干预效果的评价。

收集信息的内容包含:个人及家庭基本信息;灾难经历的性质和严重程度;各种丧失;既往和目前的躯体疾病和心理健康状况;情绪反应、认知反应、身体反应、行为反应、社会功能;关注应激相关精神问题,如急性应激障碍,抑郁焦虑,酒精等物质依赖等情况;收集自伤、自杀、暴力等相关风险因素;个性特征、应对方式、宗教文化信仰;求助需求,如社会支持系统及社会支持的可及性;饮酒史或药物滥用史;创伤暴露史等。

收集信息的方法:①访谈评估,采用观察、倾听、提问技术;②心理评估工具。

注意事项:①收集信息前需要征得同意。②避免仅仅关注负面信息,而忽视资源信息的收集。③避免生硬的询问,共情支持需要贯穿始终。④不要使用学术用语,必要时使用问卷。使用时需要注意的要点有:选择恰当的时机、选择恰当的量表、解释恰当及与访谈评估相结合进行。⑤询问儿童时需要征求其照顾者的同意,并在场陪伴。⑥注意信息的保密和资料妥善保存。⑦不要强迫或催促他们去回应。⑧不要分析和评价灾难，不要挖掘灾难事件的细节。⑨对于应激反应，不作病理推断。⑩收集信息后需要表达感谢，给予心理健康宣教，留下救援热线或联系方式。

心理危机干预的工作重点是预防自杀、暴力等风险行为。因此，需要加强自杀和暴力高危人群的筛查和风险因素的收集和等级评估。

有下列情况者，需要进一步做好自杀风险的判断：急性焦虑、恐惧和严重的抑郁和激越情绪；严重的自责、羞耻感；极度害怕事件的后果；持续难忍的躯体痛苦；负面言语，对生活表现出绝望的态度；决意自杀后突然平静如释重负或麻木不仁，向他人透露悲观情绪，写遗书，表达歉意和内疚；拒绝医疗照顾；回避讨论自杀；为自杀做具体准备；酒精滥用；既往有严重精神病症状或自杀史等。评估时可直接询问以下问题，如"是否有过不想活、活得没意思的念头""是否有轻生和自杀的想法""是否已考虑采取行动或已经采取过行动"。

有下列情况者，需要进一步做好暴力风险的判断：不能控制的冲动愤怒行为，伤害性的言行；过往攻击暴力史，对既往危险行为缺乏反思；目前经历明显挫折；受到不良同伴的影响；缺乏社会经济和人员支持；长期在暴力环境下成长生活；居无定所、无业、教育程度低；躯体心理健康问题影响，如人格问题、精神病性症状、物质滥用、神经发育问题、脑外伤等。

五、目前的需求和担忧

在收集信息和评估过程中需要识别被救助者目前的需求和担忧。

确认最紧急的需要，特别是紧急的安全、医疗需求和基本生活需要，如紧急的医疗救助，安全的庇护场所，食物和水，衣物遮体保暖，需要营救，面临暴力风险等。

需要获得准确可靠的信息：灾难事件本身及救灾行动进展；自身安全和权力相关信息；灾后可获得的服务和物资、安置计划；失踪或受伤亲人的消息；其他受灾害影响亲人的状况；如何照顾孩童，如何告知孩童坏消息，如何照顾出现明显应激反应的儿童；心理健康知识，如失眠及不良情绪等应激反应的应对办法。

有慢性躯体疾病或心理疾病的患者、长期服药者、孕产妇、残疾人、年迈体弱者等，需要短期或连续医疗护理照顾的需求。

目前的担忧：如对于继续发生灾害威胁的担忧；对家人安全或亲人失踪的担忧；对经历应激反应的担忧；对健康的担忧；对经济、工作及生活困难的担忧；对儿童成长发展的担忧；对目前所接受灾难救助服务的不信任、羞耻感等。

六、实际帮助

提供实际帮助之前，需要尽可能多地获得相关信息，如灾难事件及救援行动的最新消息，灾难救助相关服务的地点及联系方式，如医疗、食品及住所、儿童照顾等，熟悉常见心理应激反应、心理健康宣教相关知识及应对策略。确保信息的可靠性、准确性、可理解性，确保弱势群体知晓，信息有变化需要及时更新。

（一）提供与促进安全有关的帮助

灾难发生后，需要快速加强安全感和提供物资支持。

1. 帮助受灾人群远离危险环境，提供基本生存需求，如安全的庇护所、保暖衣物、食物和水、卫生设施等。

2. 生命、安全救助优先。帮助解决被救助对象的医疗安全问题,特别是紧急的医疗问题。

3. 预防自杀。发生自杀等风险行为时,及时进行自杀危机干预处置,帮助其宣泄情绪、了解与自杀有关的思想信念和面临的实际困难,整合资源积极解决问题,重树信心。危险难以解除时需要转介到心理健康服务机构。

4. 预防暴力风险。发生暴力行为时,冷静处置,采用言语和非言语技巧和策略进行接触和交谈,综合其他支持与服务共同应对。

5. 照顾无人看管的儿童或帮助其获得儿童照顾服务。

6. 提供恰当而准确的信息。有关灾难事件及救援最新进展的信息,尤其是涉及安全方面的信息。

(二)提供与促进冷静有关的帮助

1. 提供关于正常应激反应、积极应对技能、常见消极应对及危害等的心理健康知识教育。

2. 协助处理急性应激反应。帮助他们表达自己的感受和伤痛,稳定其情绪,处理睡眠相关问题,必要时可使用药物。

3. 协助工作人员告知坏消息,协助被救助者经历一些困难场景,如遗体辨认、火化、葬礼等。

(三)提供与促进联系有关的帮助

1. 提供可使用的救灾服务信息及联系方式。

2. 协助联系相关的救助服务。

3. 当被救助者有宗教相关的需求时,协助他们得到帮助。

4. 协助被救助者联系亲人、好友或其他社会支持系统。

5. 开展团体心理支持服务。根据需要,把经历相似的受灾对象组织起来,分享他们各自的困难和应对,发掘自身资源,促进彼此连接、人际学习和相互的支持关怀。

6. 协助受灾群体连接和互助。促进灾后社区心理社会互助网络的建立。

（四）提供与促进效能和希望有关的帮助

1. 提供关于如何照顾个人和他／她的家庭的信息；帮助个人、家庭和社区尽早回归日常。

2. 帮助父母理解和照顾出现害怕、退行等应激反应的儿童；告知家长如何回应儿童提到的灾害、死亡等问题；如何与孩童谈论亲人的离世等。

3. 协助问题解决。帮助受灾者识别需要解决的问题，收集相关紧急和短期问题的信息，确定优先问题，帮助其按轻重缓急顺序确定问题清单，鼓励受灾者探索可用资源及不同的解决方法，选择和寻找更好的解决方案，讨论行动计划，并付诸行动。

4. 帮助他们计划将来可能遇到的问题及应对方式。包括：处理应激反应如悲痛，精神（灵性）和文化需求，经济，稳定的住所，回归工作，社会隔离，心理和躯体健康等。

注意事项：保持恰当的表达，明确心理危机干预不是"万能钥匙"，不要随意给出承诺或保证；不要忽略他们自身的资源；不要编造不实信息；不评判他们自己做出的应对；不要使用负面的词语去讨论他们；需要医疗救助时，干预队员没有受过专业训练则需要联系专业救援人员。

七、联系社会支持系统

人们拥有较好的支持系统将倾向于能更好地应对创伤性事件带来的影响，因此需要鼓励被救助者与社会支持系统取得联系，向被救助者解释保持联系的重要性，避免从社会支持中退缩。对于隔离的人们，鼓励其使用紧急可用的支持（支持团队、支援者、救灾工作人员、热线服务）；如果有需要，帮助被救助者满足精神和文化需求。帮助被救助者理清可及的社会关系，找出重要的关系、可发展的关系和可进一步加强的关系，制订联系行动计划，评估执行效果，找出执行中的困难并给予解决。

八、联系协助性服务机构

心理危机干预人员需要有效地帮助人们获得灾后相关服务。可协助转介的服务机构有：心理健康服务机构，医疗服务机构，社会支持性服务机构，学校，警察司法机构，社会福利机构，儿童照看服务及其他支持性团体等。

心理危机干预工作者需要促进人们与协助性服务机构取得联系，使他们尽可能去联系机构和服务，提供关于服务机构的所有必要信息。当被救助者需要被转介到其他协助性服务机构时，需要了解被救助者对于转介建议的想法、感受和顾虑，解释清楚转介的好处，提供书面转介信息时，需要确保信息的准确并涵盖重要内容。

常见的转介情形如下：需要药物治疗身体和心理问题时；原有的医学问题加重，需要得到进一步诊治；需要宗教文化方面相关咨询时；自伤自杀风险或伤人风险难以控制；失去亲人或无人照顾的儿童等。

（作者：王文菁；审校：栗克清）

第三章　危机后的常见精神卫生问题

　　在经历危机后，个体可能会遭受极大的心理创伤，特别是在经历了灾难、暴力、丧失亲人等极端情况下。这些创伤可能导致个体出现强烈的情绪反应、恐惧、悲伤、内疚等。危机事件还可能导致个体出现生理反应。这些生理反应在一定程度上是正常的，但在某些情况下，可能长时间持续存在。经历危机后的个体非常需要得到足够的支持和安慰。如果个体缺乏足够的社会支持，如家庭、朋友、社区的支持，会出现孤独感、无助感等负面情绪。如果个体采取消极的应对方式，如逃避、否认等，可能会加剧心理上的不适和困扰。危机后个体还可能会面临各种生活压力，如经济困难、工作变动、家庭问题等。这些压力可能导致个体出现焦虑、抑郁等情绪问题。这些因素相互作用，会导致个体在危机后出现各种精神卫生问题。因此，对于经历危机的人，提供适当的心理支持、社会支持和生活帮助是非常重要的。同时，个体也应该学会积极的应对方式，以应对危机后可能出现的问题。虽然经历危机的大部分人能够通过自我的调整走出危机，但是仍有部分的人会出现精神卫生问题。作为精神心理卫生工作者，应该要掌握危机后常见精神卫生问题的识别和处置技能。常见的精神卫生问题如下。

第一节　危机后的常见精神障碍

一、急性应激障碍

　　急性应激障碍（acute stress disorder，ASD）又称急性应激

性反应。通常在遭受急剧、严重精神创伤事件后的数分钟或数小时内发病。

其症状主要表现为：①创伤性重现体验、回避与麻木、高度警觉状态，如创伤性事件的情境或当时的心理感受反复自动出现在意识里或梦境里，任何与创伤体验有关的情境均可诱发，患者因此回避各种与创伤有关的人或事，情感可以表现为麻木状态，常存在心动过速、出汗、面赤等自主神经症状；②分离症状，如麻木、情感反应迟钝、意识清晰度下降、非真实感、分离性遗忘、人格解体或现实解体等；③其他症状，如持续地不能体验到正性情绪，注意力的狭窄，部分患者可能会出现精神病性症状。

如果应激源被消除，这些症状通常在数天或 1 周内缓解，预后良好，最长不超过 1 个月。ASD 的发生与个体的人格特点、对应激源的认知和态度、应对方式以及当时的躯体健康状态等密切相关。并不是所有经历精神创伤事件的个体都会出现 ASD，这还与个体的生物学基础、心理承受能力以及创伤前后所处的环境等因素有关。ASD 在各个年龄阶段均可发生，多见于青壮年，男女发病率无明显差异。

急性应激反应一般预后良好，症状缓解完全，因此在新版国际疾病分类第十一次修订本（ICD-11）中不再将其列为一类疾病，而将其归类于"影响健康状态的因素和需要健康服务的非疾病现象"。美国精神障碍诊断与统计手册第 5 版（DSM-5）对于在创伤性事件之后，完整的症状持续少于 3 天的急性应激反应也不作为疾病进行诊断。

二、创伤后应激障碍

创伤后应激障碍（post-traumatic stress disorder，PTSD）是指个体在经历、目睹或遭遇一个或多个涉及自身或他人的实际死亡、受到死亡威胁、严重受伤、躯体完整性受到威胁等创伤事件后，延迟出现和持续存在的精神障碍。多数患者在创伤性事件后的数天至半年内发病，病程持续 1 个月以上。

PTSD 主要包括四大核心症状：侵入性症状群、持续性回避、认知和心境的负性改变以及警觉性增高症状。

1. 侵入性症状群　是指在重大创伤性事件发生后，患者有各种形式的反复发生的侵入性创伤性体验重现。患者常常以非常清晰的、极端痛苦的方式进行着这种"重复体验"，包括反复出现由错觉、幻觉构成的创伤性事件的重新体验，称为闪回（flashback）。此时，患者仿佛又完全身临创伤性事件发生时的情景，重新体验事件发生时所伴发的各种情感。创伤性体验的反复侵入是 PTSD 最常见也是最具特征性的症状。患者在创伤性事件后，频频出现内容非常清晰的、与创伤性事件明确关联的梦境（梦魇）。在梦境中，患者也会反复经历与创伤性事件密切相关的场景，并产生与当时相似的情感体验。患者常常从梦境中惊醒，并在醒后继续主动"延续"被"中断"的场景，并产生强烈的情感体验。患者面临、接触与创伤事件相关联或类似的事件、情景或其他线索时，通常出现强烈的心理痛苦和生理反应。事件发生的周年纪念日、相近的天气及各种场景因素都可能促发患者的心理与生理反应。

2. 持续性回避　是指在创伤性事件发生后，患者对与创伤有关的事物采取持续主动回避的态度。回避的内容包括创伤性事件或与其高度相关的痛苦记忆、思想或感觉以及能唤起这些痛苦的情景、人、对话、地点、活动、物体等。

3. 认知和心境的负性改变　在遭遇创伤性事件后，许多患者出现与创伤事件有关的认知和心境方面的负性改变，患者可表现出无法记住创伤性事件的某个重要方面，对创伤性事件的原因或结果出现持续的认知歪曲，责备自己或他人，对自己、他人或世界出现持续放大的负性信念和预期，如认为"世界是绝对危险的""没有人可以信任"等。患者会出现持续的负性情绪状态，对重要的活动失去兴趣，疏远他人，持续地不能体验到正性情绪。

4. 警觉性增高　表现为过度警觉，惊跳反应增强，注意力不集中，激惹的行为和愤怒的爆发，自我毁灭行为，部分患者会出现睡眠障碍。

由于 PTSD 的复杂性，其临床表现并不完全相同。患有这种疾病的人往往会隐藏其影响，有时甚至会选择性遗忘关于该事件的具体细节。此外，PTSD 并不仅限于那些亲身经历或目睹过灾祸发生的人。很多时候，那些灾难后活跃在救灾第一线的救援人员、医生以及志愿者们，如果没有得到良好的心理疏导，也很容易产生情绪障碍。他们中很多人在经历了重大灾难之后也经历失眠、噩梦的困扰；不愿意想起与之有关的事情，产生情感上的麻木状态，这些都是典型的PTSD 症状。

三、抑郁障碍

危机和抑郁之间存在着密切的关系。在经历危机时，人们可能会感到无助、绝望和恐惧，而这些情绪体验可能导致抑郁症状的出现。一方面，危机事件本身就是抑郁的常见诱因。例如，失业、亲人过世、遭遇暴力等生活事件都可能导致个体出现抑郁症状。这些事件对个体来说是一种负面的心理刺激，可能导致个体出现情绪低落、焦虑、孤独感和绝望感等症状。另一方面，个体的心理特征和应对方式也与抑郁的发生有关。例如，消极的自我认知、悲观主义和依赖性人格等心理特征可能增加个体在经历危机时出现抑郁的风险。同时，个体在应对危机时采取的策略和方式也可能会影响抑郁症状的出现。例如,逃避现实、否认问题存在或过度自责等不健康的应对方式可能导致抑郁症状的加重。此外,危机和抑郁之间可能存在相互作用。长期的抑郁可能导致个体在面对危机时更加脆弱和无助,而危机事件也可能引发或加重抑郁症状。因此,对于经历危机的个体,及时识别和处理抑郁症状非常重要。抑郁障碍的症状如下。

1. 情绪低落　这是抑郁的核心症状,表现为情绪低沉、压抑郁闷,有时会有度日如年、生不如死之感。患者可能会愁眉苦脸、唉声叹气,并感到无望、无助和无用。这种情绪变化在早晨可能更为严重,而到下午或傍晚会有所减轻。

2. 兴趣减退或缺乏　患者对以前喜欢的各种活动兴趣减退或丧失,甚至不愿意出门,喜欢独自待着。

3. 快感缺失　患者无法从平时的活动中体验到快乐,或体验不到发自内心的快乐。

4. 精力下降　表现为无精打采、懒惰。感到自己整个人都垮了、散架了,筋疲力尽、能力下降。

5. 思维迟缓　患者自觉脑子变笨,思考问题困难,言语减少、语速慢、语音低。

6. 活动减少　患者可能会变得懒惰,不爱活动,动作缓慢。严重时可能出现木僵或亚木僵状态。

7. 焦虑　患者可能会感到紧张、担心、坐立不安,甚至出现恐惧。抑郁发作时常伴随不同程度的焦虑。

8. 自责自罪　患者可能对自己过去的小错或错误产生强烈的愧疚感,觉得自己给家庭和社会带来了负担,甚至认为自己罪孽深重,应该受到惩罚。

9. 认知功能的损害　这是常见的主诉之一。表现为难以忘记过去的糟糕经历,注意力下降,反应时间延长,学习工作效率下降,抽象概括能力下降,言语流畅性变差。

10. 负性认知模式 抑郁障碍患者对自己、对所处的世界、对未来存在负性认知。认为自己没有价值、有缺陷、不值得被爱,对未来没有信心,没有希望,甚至悲观绝望。常见的负性认知有:非此即彼、灾难化、贴标签、选择性关注等等。

11. 精神病性症状 可能出现幻觉和妄想。这些症状可能与抑郁心境相协调,如罪恶妄想,伴有嘲笑或谴责性质的幻听;有时也可能与抑郁心境不协调。

12. 躯体症状 主要有食欲减退、睡眠障碍(如早醒或入睡困难)、性欲减退、体重下降、全身无力、便秘、身体各部位的疼痛感以及自主神经功能紊乱等。少数病人可能会出现食欲增加、睡眠增多、体重增加等症状。

13. 自杀的观念或行为 患者常感觉到生活一切都没有意义,活着没有意思,脑子里反复出现与死亡有关的念头,甚至开始策划自杀,思考自杀的时间、地点、方式。自杀是抑郁障碍最严重和最危险的后果之一。临床工作者要保持高度的警惕,做好自杀风险的评估和预防。

四、生理性应激反应

早在 20 世纪 20 年代,生理学家坎农(1928)就提出了应激学说,他最早全面研究了交感 - 肾上腺髓质系统的作用,认为机体遭遇特殊情况时,这一系统将立即被调动起来,儿茶酚胺(去甲肾上腺素、肾上腺素)的分泌量将大大增加。儿茶酚胺使各个躯体系统产生改变。

心血管系统反应:有血压升高、心跳加快、心律不齐等表现。

呼吸系统反应:有呼吸急促、换气过度、呼吸困难或窒息等表现。

消化系统反应：有食欲缺乏、恶心、呕吐、腹泻或便秘等表现。

内分泌系统反应：有肾上腺素等激素分泌增加等表现。

神经系统反应：有出现焦虑、紧张、失眠、频繁噩梦、头痛紧张等表现。

免疫系统反应：有免疫力下降，容易感染等表现。

还可表现为疲劳脆弱、惊跳反应、过度警觉、性功能障碍、肌肉紧张、躯体疼痛及皮肤症状、出汗等。这一系列的生理应激反应容易导致个体免疫功能下降，增加个体患某些疾病的风险。

五、物质滥用

危机后的物质滥用是指个体在经历危机后，为了应对情绪和心理问题而过度使用某些物质的行为。这种滥用可能导致身体健康问题，如成瘾、肝脏疾病、心血管疾病等。物质滥用可能是个体的一种应对方式，试图通过使用酒精、药物等物质来逃避现实问题或缓解负面情绪。然而，这种行为并不能真正解决问题，反而可能加剧心理和生理上的问题。

物质滥用的具体表现为不顾物质使用的不良后果，如造成无法完成重要工作、无法正常生活、学习。常见的滥用物质包括：镇静药物、酒精、烟草等。

六、自杀问题

经历危机后，个体可能会出现自杀的想法、自杀的冲动或行为，给生命带来极大危险。自杀问题可能是由于个体的心理痛苦、无助感或者抑郁所导致的。值得注意的是自杀可以发生于危机后的任何阶段，危机后的自杀率的升高是普遍现象，因此建立自杀预防网络和体系是非常有必要的。

（一）自杀的高危人群

1. 经历亲人丧失。

2. 遭受重大财产损失或经济极度困难。

3. 危机后突患精神病性障碍或精神疾病复发。

4. 危机前有自杀未遂，或抑郁、精神分裂症等精神疾病病史。

5. 罹患急性应激障碍、创伤后应激障碍、抑郁障碍、酒精滥用或药物依赖等。

6. 患严重躯体疾病。

7. 日常社会支持系统缺乏或不足，如空巢老人、离异、寡居或独身者。

8. 儿童和青少年：如过去有自杀未遂、遭受过情绪虐待、性虐待等的儿童和青少年。

9. 在危机工作中承担一定工作任务，但工作结果未达到自己期待的人。

（二）如何发现自杀的线索

很多有自杀倾向的人在自杀前都有关于生与死的矛盾冲突，因而会有一些自杀的线索表现出来。社区工作者、心理专业人员通过对自杀线索的认识和发现可在一定程度上阻止自杀事件的发生。以下是一些可能的线索。

1. 情绪变化　如果一个人在危机后表现出极度的悲伤、绝望、焦虑、易怒、强烈的罪恶感和无用感等情绪，或在极度悲伤后，无明显原因的突然很高兴，这可能是自杀的信号。

2. 言语和行为变化　如果一个人经常谈论自杀、有自杀计划、购买或获得武器等，或者出现自我伤害的行为，或者对亲人异常关心，对以前有矛盾的人格外宽容，或者放弃个人喜爱之物，安排"后事"，这些都是明显的信号。

3. 生活环境变化　如果一个人在危机后失去了工作、亲人、住所等重要的生活支柱，或者与家人、朋友疏远，这也可能是自杀的信号。

4. 心理和身体健康问题　如果一个人在危机后出现心理问题，如抑郁、焦虑、精神分裂症等，或者出现身体健康问题，如失眠、食欲缺乏、体重下降等，这些都可能是自杀的信号。

需要注意的是，这些线索并不一定都意味着一个人有自杀的倾向，有些人在危机后可能会表现出类似的行为，但是并不一定有自杀的意图。因此，在发现这些线索时，应该及时与当事人进行沟通，了解其真实想法和情况，并寻求专业的帮助。同时，也要注意保护当事人的隐私和安全，也要注意有些沉默不语、独处的人，这些人常常会被专业人员忽略。

第二节　危机后应激相关障碍的识别与诊断

危机后常见的应激相关障碍主要有急性应激障碍、创伤后应激障碍及复合性创伤后应激障碍。特别是创伤后应激障碍及复合性创伤后应激障碍如果不能及时处理，会造成患者严重的社会功能损害和不良预后。应激相关障碍的诊断标准主要有国际疾病分类第十一次修订本（ICD-11）及美国精神障碍诊断与统计手册第5版（DSM-5）。

一、ICD-11应激特有相关障碍

ICD-11应激特有相关障碍包括：创伤后应激障碍、复合性创伤后应激障碍、延长哀伤障碍、适应障碍、反应性依恋障碍、脱抑制性社会参与障碍、其他特定的应激特有相关障碍、未特定应激特有相关障碍。其中延长哀伤障碍主要由至亲之

人（配偶、父母、儿女，或其他关系亲密以至于去世后会为之哀伤的人）辞世引起；适应障碍的应激源包括可识别的心理社会应激源或多个应激源（例如，离婚、患病、残疾、社会‐经济问题、在家庭或工作中发生冲突）；反应性依恋障碍及脱抑制性社会参与障碍多有儿童的照顾方式严重不当的背景（例如，严重的忽视，虐待，长期生活在机构等不良环境）。本节重点介绍创伤后应激障碍、复合性创伤后应激障碍。ICD-10 中提到的急性应激反应由于其一般预后良好，症状缓解完全，因此 ICD-11 不再将其列为一类疾病，所以不作介绍。

1. 创伤后应激障碍是一种暴露于单个或一系列极端威胁或恐怖的事件后可能发生的障碍。表现为以下特征。

（1）创伤经历的再体验，即创伤事件以栩栩如生的侵入性记忆、闪回或梦魇等形式在当下再现。通常伴有强烈的、压倒性的情感，多为恐惧或恐怖，以及伴有强烈的躯体感觉。

（2）回避行为，回避对创伤事件的思维或记忆，或回避使人想起创伤事件的活动、情境或人物。

（3）对目前威胁的持续性高水平觉察，如可表现为高度警觉，或在遇到刺激（如突发的响声）时出现强烈的惊跳反应。这些症状持续至少几周，导致个人、家庭、社交、学业、职业或其他重要领域功能的显著损害。

包括：创伤性神经症（traumatic neurosis）；不包括：急性应激反应、复合性创伤后应激障碍。

2. 复合性创伤后应激障碍（complex post traumatic stress disorder，CPTSD） 是一种暴露于单个或一系列极端威胁或恐怖的事件后可能发生的障碍。这些创伤性应激事件通常是长期的或反复的，从这些情境中逃脱是极其困难或不可能的（例如，被反复性虐待或躯体虐待、奴役、种族灭绝活动、长期的家庭暴力等）。必须首先满足 PTSD 的所有诊断需求，并同时存在以下特征。

（1）情绪调节上的异常。

（2）存在一些信念，认为自己是渺小的、失败的、无价值的，对创伤性事件有愧疚感、自责自罪或失败感。

（3）难以与他人保持亲密的人际关系。这些症状导致个人、家庭、社交、学业、职业或其他重要领域功能的显著损害。

不包括：创伤后应激障碍。

二、DSM-5 创伤及应激相关障碍

DSM-5 创伤及应激相关障碍包括：反应性依恋障碍、脱抑制性社会参与障碍、创伤后应激障碍、急性应激障碍、适应障碍、其他特定的创伤及应激相关障碍、未特定创伤及应激相关障碍。这里主要介绍创伤后应激障碍、急性应激障碍。

（一）创伤后应激障碍

1. 以下诊断标准适用于成人、青少年和 6 岁以上的儿童。对于 6 岁及以下的儿童，需参阅下文"6 岁及以下儿童创伤后应激障碍"。

（1）诊断标准 A：患者以下列 1 种（或多种）方式接触真正的或者被威胁的死亡，严重创伤，或性暴力等创伤事件。

• 直接经历创伤事件。

• 目睹发生在他人身上的创伤事件。

• 获悉关系密切的家庭成员或关系密切的朋友接触创伤事件。

• 反复经历或极端接触创伤事件中的恶性细节（例如，急救人员收集尸体残骸、警察反复接触虐待儿童的细节）。

注：上述诊断标准 A 中第 4 条不适用于通过电子媒体、电视、电影或图片的接触，除非这种接触与工作相关。

（2）诊断标准 B：在创伤事件发生后，存在以下 1 种（或

多种)与创伤事件有关的重新体验症状。

• 反复地、不自主地和伴有侵入性痛苦地回忆起这些创伤事件。

注：6 岁以上的儿童，可能通过反复玩与创伤事件有关的主题或某方面内容相关的游戏来表达。

• 反复做内容和 / 或情景与创伤事件相关的痛苦的梦。

注：儿童可能做可怕的梦但不能辨认其内容。

• 出现分离反应(例如，闪回)，似乎创伤事件正在重现个体的感受或动作(这种反应可以连续出现，最极端的表现是对目前的环境完全丧失意识)。

注：儿童可能在游戏中重演特定的创伤。

• 暴露于象征或类似创伤事件某方面的内在或外界迹象时，出现强烈而持久的心理痛苦。

• 暴露于作为此创伤事件的象征或很相像的内心或外界迹象之时，出现显著的生理反应。

（3）诊断标准 C：创伤事件后开始持续地回避与创伤事件有关的刺激，出现以下 1 种或 2 种情况。

• 回避或努力回避有关创伤事件或与其高度相关的痛苦记忆、思想或感受。

• 回避或努力回避能够唤起有关创伤事件或与其高度相关的痛苦记忆、思想或感觉的外部提示（人、地点、对话、活动、物体、情景）。

（4）诊断标准 D：与创伤性事件有关的认知和心境方面的消极改变，在创伤事件发生后开始出现或加重，具有以下 2 种（或更多）情况。

• 患者不能记起创伤性事件的某个重要方面（通常是由于分离性遗忘症，而不是诸如脑损伤、酒精、毒品等其他因素所致）。

• 对自己、他人或世界的持续性夸大的消极信念与预期（例如，"我很坏""没有人可以信任""世界是绝对危险的我的整个神经系统永久地损坏了"）。

• 由于对创伤事件的起因或结果抱有持续性的认知歪曲，导致患者责怪自己或他人。

• 持续的消极情绪状态（例如，害怕、恐惧、愤怒、内疚或羞愧）。

• 明显地很少参加或没有兴趣参加有意义的活动。

• 有脱离他人或觉得他人很陌生的感受。

• 持续性地难以体验到积极情感（例如，不能体验幸福、满足或爱）。

（5）诊断标准 E：与创伤事件有关的警觉性或反应性有显著的改变，在创伤事件发生后开始或加重，表现为下列 2 项（或更多）情况。

• 激惹行为或易发怒（在很少或没有挑衅的情况下），典型表现为对他人或物体的言语或身体攻击。

• 莽撞或自我伤害行为。

• 高度警觉。

• 过分的惊吓反应。

• 难以集中注意。

• 睡眠障碍（例如，难以入睡，或睡得不深，或睡眠不安）。

（6）诊断标准 F：病期（诊断标准 B、C、D、E）超过 1 个月。

（7）诊断标准 G：此障碍产生了临床上明显的痛苦，或导致社交、职业或其他重要功能方面的缺损。

（8）诊断标准 H：此障碍并非是由于某种物质（例如，药物、酒精）所致的生理效应或者其他躯体情况。

（9）标注是否是：伴分离症状。个体的症状符合创伤后应激障碍的诊断标准。此外，作为对应激源的反应，个体经历了持续性或反复性的下列症状之一。①人格解体。持续地或反复地体验到自己的精神过程或躯体脱离感，似乎自己就是一个旁观者(例如，感觉自己在梦中，感觉自我或身体的非现实感，或感觉时间过得非常慢)。②现实解体。持续地或反复地体验到环境的不真实感(例如，个体感觉周围的世界是虚幻的、梦幻般的、遥远的或扭曲的)。

注：使用这一亚型，其分离症状不能归因于某种物质(例如，与毒品有关的失忆、酒精中毒的行为)的生理效应或其他躯体情况(例如，复杂的局限性癫痫发作)。

（10）标注是否是：伴延迟性发作。遭遇创伤事件后至少6个月才完全符合诊断标准(尽管有些症状可能立即出现)。

2. 6岁及以下儿童的创伤后应激障碍

（1）诊断标准A：6岁及以下儿童，以下述一种(或多种)方式接触于实际的或被威胁的死亡、严重的创伤或性暴力。

• 直接经历创伤事件。

• 亲眼目睹发生在他人身上的创伤事件，特别是主要的照料者。

注：这些目睹的事件不适用于通过电子媒体、电视、电影或图片的接触。

• 知道创伤事件发生在父母或照料者的身上。

（2）诊断标准B：在创伤事件发生后，存在以下1个(或多个)与创伤事件有关的侵入性症状。

• 创伤事件反复的、非自愿的和侵入性的痛苦记忆。

注：自发的和侵入性的记忆看起来不一定很痛苦，也可以在游戏中重演。

• 反复做内容和/或情感与创伤事件相关的痛苦的梦。

注：很可能无法确定可怕的内容与创伤事件相关。

• 分离性反应（例如闪回），儿童的感觉或举动类似创伤事件重复出现（这种反应可能连续出现，最极端的表现是对目前的环境完全丧失意识），此类特定的创伤事件可能在游戏中重演。

• 接触于象征或类似创伤事件某方面的内在或外在线索时，会产生强烈或持久的心理痛苦。

• 对创伤事件的线索产生显著的生理反应。

（3）诊断标准 C：至少存在 1 个（或更多）代表持续地回避与创伤事件有关刺激或与创伤事件有关的认知和心境方面的负性改变的下列症状，且在创伤事件发生后开始或加重。

1）持续地回避刺激

• 回避或尽量回避能够唤起创伤事件回忆的活动、地点或物质的提示物。

• 回避或尽量回避能够唤起创伤事件回忆的人、对话或人际关系的情况。

2）认知上的负性改变

• 负性情绪状态的频率（例如，恐惧、内疚、悲痛、羞愧、困惑）显著增加。

• 显著地减少对重要活动的兴趣和参与，包括减少玩耍。

• 社交退缩行为。

• 持续地减少正性情绪的表达。

（4）诊断标准 D：与创伤事件有关的警觉和反应性的改变，在创伤事件发生后开始或加重，具有以下 2 项（或更多）情况。

• 激惹的行为和愤怒的爆发（很少或没有挑衅的情况下）典型表现为对人或物体的言语或身体攻击（包括大发雷霆）。

• 过度警觉。

• 过分的惊跳反应。

• 注意力有问题。

• 睡眠障碍（例如，难以入睡或难以保持睡眠，或休息不充分的睡眠）。

（5）诊断标准 E：这种障碍的持续时间超过 1 个月。

（6）诊断标准 F：这种障碍引起临床上明显的痛苦，或导致与父母、同胞、同伴或其他照料者的关系或学校行为损害。

（7）诊断标准 G：这种障碍不能归因于某种物质（例如，药物或酒精）的生理效应或其他躯体疾病。

（8）标注是否是：伴分离症状。个体的症状符合创伤后应激障碍的诊断标准，且个体持续地或反复出现下列 2 种症状之一。

1）人格解体：持续地或反复地体验到自己的精神过程或躯体脱离感，似乎自己是一个旁观者（例如，感觉自己在做梦：感觉自我或身体的非现实感或感觉时间过得非常慢）。

2）现实解体：持续地或反复地体验到环境的不真实感（例如，个体感觉周围的世界是虚幻的、梦幻般的、遥远的或扭曲的）。

注：使用这一亚型，其分离症状不能归因于某种物质的生理效应（例如，黑矇）或其他躯体疾病（例如，复杂部分性癫痫）。

（9）标注是否是：伴延迟性发作。如果直到事件后至少 6 个月才符合全部诊断标准（尽管有一些症状的发生和发作可能是立即的）。

（二）急性应激障碍

1. 诊断标准 A 以下述 1 种（或多种）方式接触实际的或被威胁的死亡、严重的创伤或性暴力。

（1）直接经历创伤性事件。

（2）目睹发生在他人身上的创伤性事件。

（3）获悉亲密的家庭成员或亲密的朋友身上发生了创伤性事件。注：在实际的或被威胁死亡的案例中，创伤性事件必须是暴力或事故。

（4）反复经历或极端接触创伤性事件的令人作呕的细节中（例如，急救员收集人体遗骸；警察反复接触虐待儿童的细节）。

注：此标准不适用于通过电子媒体、电视、电影或图片的接触，除非这种接触与工作相关。

2. 诊断标准 B　在属于侵入性、负性心境、分离、回避和唤起这 5 个类别的任一类别中，有下列 9 个（或更多）症状，在创伤性事件发生后开始或加重。

（1）侵入性症状

• 对于创伤性事件反复的非自愿的和侵入性的痛苦记忆。注：对儿童来说重复性游戏可能会出现在表达创作性主题的场合。

• 反复做内容和 / 或情感与创伤性事件相关的痛苦的梦。注：儿童可能做可怕但不能识别内容的梦。

• 分离性反应（例如，闪回），个体的感觉或举动好像创伤性事件重复出现（这种反应可能连续地出现，最极端的表现是对目前的环境完全丧失意识）。注：儿童可能在游戏中重演特定的创伤。

• 对象征或类似创伤性事件某方面的内在或外在线索，产生强烈或长期的心理痛苦或显著的生理反应。

（2）负性心境

• 持续地不能体验到正性的情绪（例如，不能体验到快乐、满足或爱的感觉）。

（3）分离症状

• 个体的环境或自身的真实感的改变（例如，从旁观者的角度来观察自己,处于恍惚之中、时间过得非常慢)。

• 不能想起创伤性事件的某个重要方面(通常由于分离性遗忘症,而不是由于脑损伤、酒精、毒品等其他因素)。

(4)回避症状

• 尽量回避关于创伤性事件或与其高度有关的痛苦记忆、思想或感觉。

• 尽量回避能够唤起创伤性事件或与其高度有关的痛苦记忆、思想或感觉的外部提示(人、地点、对话、活动、物体、情景)。

(5)唤起症状

• 睡眠障碍(例如,难以入睡或难以保持睡眠或休息不充分的睡眠)。

• 激惹的行为和愤怒的爆发(在很少或没有挑衅的情况下),典型表现为对人或物体的言语或身体攻击。

• 过度警觉。

• 注意力有问题。

• 过分的惊跳反应。

3. 诊断标准 C　这种障碍的持续时间(诊断标准 B 的症状)为创伤后的 3 天至 1 个月。注:症状通常于创伤后立即出现,但符合诊断标准需持续至少 3 天至 1 个月。

4. 诊断标准 D　这种障碍引起临床上明显的痛苦,或导致社交、职业或其他重要功能方面的损害。

5. 诊断标准 E　这种障碍不能归因于某种物质(例如,药物或酒精)的生理效应或其他躯体疾病(例如,轻度的创伤性脑损伤),且不能更好地用"短暂精神病性障碍"来解释。

急性应激障碍的基本特征是在接触一个或多个创伤性事件之后的 3 天到 1 个月之间发展出特征性的症状。急性应激障碍与创伤后应激障碍的不同之处在于,急性应激障碍的病程是在遭受创伤性事件后的 3 天到 1 个月之内，并在同 1 个月内消失。如果症状持续超过 1 个月，且符合创伤后应激障碍的诊断标准，则应将急性应激障碍的诊断改为创伤后应激障碍。而创伤后应激障碍的病程要求 1 个月以上。除了病程较短之外，急性应激障碍的核心症状与创伤后应激障碍的核心症状基本一致。而 ICD-11 中并没有急性应激障碍这一诊断，而将创伤后应激障碍的病程定义为几周（而非 DSM-5 中明确要求创伤后应激障碍的病程是 1 个月以上），其实是把急性应激障碍归于创伤后应激障碍的诊断中。

（作者：林涌超；审校：王　振）

第四章　心理危机干预的常用技术

第一节　创伤聚焦认知行为疗法

创伤聚焦认知行为疗法（trauma-focused cognitive behavioral therapy, TF-CBT）是针对创伤后应激障碍（PTSD）的核心心理治疗方法之一。有大量的循证医学证据表明，TF-CBT 在干预 PTSD 方面具有显著疗效。该治疗方法基于认知行为疗法（CBT）的基本原则，聚焦于整合创伤记忆、修正关于创伤事件及相关信息的非适应性思维模式、改变适应不良的行为模式。治疗师还将教授患者一些技能，这些技能包括如何放松身心、如何识别和处理负面情绪等。这些技能有助于患者更好地应对与创伤事件相关的情感和行为问题，从而达到整体症状的减轻。

一、理论基础

在 TF-CBT 的理论模型中，比较有影响力且与治疗过程密切相关的理论假设主要包括以下两种。

1. 认知理论　在 20 世纪 60 年代和 70 年代，Aaron T. Beck 提出了著名的认知理论。该理论强调认知过程是行为和情感的中介，心理问题的产生并不是诱发事件或不良刺激的直接后果，而是通过了认知加工，在歪曲和错误的认知影响下促成的。

Ehlers 和 Clarks（2000）提出了一个关于 PTSD 的认知行为模型。该模型认为，PTSD 症状的维持是与创伤事件相伴而生的非适应性思维有关，例如"一切都是我的错""我会再次受到伤害"等。个体在经历创伤后，经过认知加工，对当下生活产生持续的威胁感，一旦威胁感被激活，个体就会发展出 PTSD 的症状，如创伤事件的再体验，同时还会伴随焦虑、悲伤、愤怒等强烈的情绪反应。

2. 情绪加工理论　情绪加工理论（emotional processing theory，EPT）是认知行为疗法中暴露疗法的理论基础。情绪加工理论由 Foa 和 Kozak 在 1986 年提出，是理解病理性焦虑及其康复的综合模型。该理论认为恐惧的发生基于记忆中的认知结构，即恐惧结构，该结构包括恐惧刺激、恐惧反应及它们的意义。当一个无害的刺激与创伤事件相关联时，恐惧网络会被激活。例如，一个经过重大车祸的 PTSD 幸存者，可能存在一个恐惧结构，它包括了剧烈撞击声、血液、刺鼻气味等表征，个体给到这些表征的特殊意义非常重要，如"汽油味"或"撞击声"等于危险、不安全，因此撞击声或汽油的味道会激活这个幸存者有关车祸的恐惧结构，产生威胁感，从而出现闯入性体验、警觉性增高以及回避行为。Foa 和 Kozak 认为，要改变病理性恐惧的结构，首先需要激活那些有问题的恐惧结构，然后与非病理性的新信息进行整合。这样，过去那些能够引发焦虑和恐惧的关联性信息将逐渐变得中性化，不再引发恐惧症状。

二、治疗计划与目标

针对 PTSD 的认知行为疗法，多数个案为短程干预，一般为 8~12 次会谈，每次治疗会谈 60~90 分钟（涉及暴露的会谈需要 90 分钟），治疗频率多为每周 1 次，治疗后期可调整为每2 周 1 次。

治疗的目标主要有：通过对记忆的详细阐述，对于记忆进行重新整合，来减少创伤再体验；修正患者对创伤及其后果的过度消极评价；改变适应不良的行为模式。治疗初始阶段通过信息收集和心理教育，对患者进行稳定化，帮助患者重获安全感与掌控感，缓解临床症状；治疗中期主要采取延长暴露与认知重建技术，修正非适应性认知并整合记忆；治疗后期和结束阶段主要进行回顾总结，巩固、维持疗效。

三、治疗方法与流程

1. 治疗初始阶段　治疗初始阶段最重要的是建立治疗联盟，尽可能构建一个稳定且安全的治疗环境，否则后续的延长暴露和认知重建都可能无法有效实施，甚至导致治疗的中断。评估与心理教育的阶段可以帮助建立治疗联盟，该阶段需要让患者知道我们很关注他／她的体验，并知晓自己怎么了以及整个治疗的过程及原理。

（1）心理教育：治疗师需要向患者提供关于创伤事件以及 PTSD 的相关知识，对患者进行正常化，让患者认识到自己出现的症状是突发事件后常见的反应，正视并接纳自己的问题。其次让患者知道自己的闪回症状，可能是与创伤记忆并没有很好地被处理与整合有关，犹如一股脑地将创伤相关的记忆封存在一个快递箱子，虽然看似回避掉了，但整个快递箱子始终在你左右，里面不断地有记忆碎片扰动你，因此我们在治疗的过程中需要面对过往才能面向未来。

此外，需要向患者介绍治疗的设置，如治疗的频率、每次会谈的时长、治疗的疗程等。对于治疗的原理及技术使用要着重介绍，尤其是暴露技术，因为该技术需要让患者回到创伤的"现场"，重新"体验"，需要激发更多的治疗动机。

（2）心理评估：在心理评估过程中，需要收集的信息包括最困扰患者的创伤性事件、事件发生的时间和地点、事件发生时的想法和感受、患者的症状反应、症状随时间的变化、采取的应对策略、症状对社会功能的影响等。资料收集过程可能会激活患者创伤性记忆，要注意方式方法，节奏不宜过快，以减少患者的回避。

2. 治疗中间阶段　治疗中期的主要任务是处理创伤记忆以及关于创伤性事件的认知重建，主要技术包括延长暴露治疗、认知重建。

（1）暴露治疗：基于情绪加工理论，暴露治疗是 TF-CBT 中最为核心的技术。该技术需要让患者在安全的环境中，暴露在能够引发个体创伤性体验的情境中，持续体验诱发出的焦虑恐惧直至症状缓解，最终达到对创伤性记忆重新加工并减少 PTSD 症状的目标。

暴露治疗主要包含了想象暴露和现场暴露。想象暴露主要通过让患者反复想象和回忆来再次体验创伤相关情境，现场暴露需要让患者直接暴露在实际的情境之中，通过逐级暴露来消除恐惧以及相关的闯入性反应。

暴露治疗的关键在于资料的收集，需要患者尽可能具体地回忆并描述创伤事件，包括所见、所闻以及所思等。根据创伤性事件的内容，对情境进行拆分，设定暴露等级，使用 0~100 分主观不适评分表（Subjective Unit of Distress Scale，SUDS）对恐惧情境进行打分，其中，100 分表示个体体验到的极度不安与恐惧，而 0 分则代表个体处于完全放松与无压力的状态。暴露一般从 SUDS 分数 50 分左右的项目开始，暴露要设定何时、何地进行，每次暴露的时间在 45~60 分钟左右（整个暴露会谈时间为 90 分钟），不适感下降 50% 以上可以停止暴露。当一个项目连续 2 天很少或没有触发不适，该项目即可去掉。想象暴露应该以第一视角、现在时态进行，而不是简单的对话，细节应尽可能多，包括时间、想法、情绪以及感觉，需要患者更多地参与，内容多为患者的回忆。

（2）认知重建：认知重建通过调整患者的消极思维模式和行为习惯，帮助他们重新理解和处理创伤性事件，从而缓解症状。CBT 认为，个体的情绪和行为是由其认知过程所驱动的。因此，PTSD 患者需要识别和改变他们的消极思维模式，如过度概括、灾难化思维等。通过认知重建，患者可以学会用更积极、现实的方式看待创伤性事件，减少焦虑和恐惧。

认知重建的第一步是识别自动思维，尤其是热点思维（与痛苦和回避相关），可以通过思维记录表进行识别，强烈情绪的背后往往隐藏着热点思维，如患者处在与创伤情境相似的地点时，会出现紧张、恐惧，背后可能藏着"我随时都处于危险中""我可能会失控"等非适应性思维。通过寻找证据、行为实验等技术，对非适应性思维进行挑战和重建，最终促进患者理性思考。

3. 治疗结束阶段　治疗的后期与结束阶段主要是回顾整个治疗过程中自己的收获，巩固治疗效果，帮助患者减少对创伤事件的恐惧与回避，恢复社会功能。此外，对于疾病复发要有敏感性，对一些复发征兆要进行自我识别，定期进行巩固性治疗（如间隔 3~6 个月 1 次）。

四、TF-CBT 应用的思考

TF-CBT 治疗的主要风险在于治疗过程中需要患者面对引发恐惧、焦虑的创伤性记忆与场景。治疗初期有可能会暂时增加痛苦情绪，引起患者的不适感，因此要更加注重提高治疗动机以及建立治疗联盟。

第二节　眼动脱敏与再加工治疗

面对危机和创伤，心理和精神科专业人员曾受困于找不到合适的干预手段，多年来不懈寻求、引进有效的方法。21世纪初，眼动脱敏与再加工（eye movement desensitization and reprocessing，EMDR）治疗进入中国。2008年"5·12"汶川地震后，EMDR得到更广泛的应用。此后在我国多次重大危机事件的心理干预中，带有双侧刺激的稳定化技术和EMDR疗法显示出快速起效的优势。

EMDR心理疗法由美国心理学家Francine Shapiro女士在1987年创立。Shapiro在一次散步的途中发现随着自己眼球的左右运动，令她困扰、烦心的感觉竟然消失了。为了进一步验证这一现象，Shapiro进行了一项针对70名参与者的非正式调查。调查结果显示，引导参与者进行速度、运动方式、幅度等不同的眼球运动可以减轻他们的烦恼情绪。1989年，Shapiro博士发表第一篇EMDR对照研究论著，在经历强奸、性虐待和越战创伤的人群中证实了EMDR的疗效。之后全球各地的研究者陆续开展了大量关于EMDR的相关研究，这些研究从不同的角度验证了EMDR的加工机制以及其对情绪唤起、注意灵活性、记忆检索、保持距离和记忆联系的作用，证实EMDR对治疗PTSD以及缓解与创伤相关症状的有效性。迄今，国际社会创伤应激研究会（ISTSS）、世界卫生组织（WHO）、美国精神医学学会（American Psychiatric Association，APA）、美国物质滥用和精神卫生服务管理部、美国退伍军人事务部，以及英国、法国、以色列、荷兰等国家的权威性专业机构都推荐使用EMDR疗法治疗应激相关的症状或障碍。

EMDR治疗不是始于某个特定的理论观点，而是直接来自经验观察，但在多年的演变过程中，融合了催眠术、心理动力学、行为心理学和认知行为心理学等方法，建立了适应性信息加工（adaptive information processing，AIP）模型，形成了标准的八阶段流程，采取三叉取向，通过现在的扳机点，对创伤性事件的记忆进行再加工，还能够通过植入对未来目标进行再加工，不仅解决当下困扰的问题，还能够增强未来的适应性。

一、主要概念

1. 适应性信息加工模型　适应性信息加工模型假定早年经历的痛苦或创伤性事件没有得到完全的加工时，在事件发生之时所体验到的相关认知、情绪、感受、图像和躯体感觉会被冻结在记忆网络中，这些未被加工的经验就奠定了当下不良功能表现的基础，并导致诸多心理障碍。AIP 模型核心的三个原则包括：

（1）人具有一个本能的信息加工系统，该系统的演化使人能够重组对困扰性生活事件的反应，使之从失衡引起的最初功能失调状态恢复到适应性解决状态。

（2）人成长阶段出现的创伤事件或持续性应激会扰乱这个信息加工系统。创伤或持续应激会导致过度唤起，抑制适应性反应，使得情绪的信息加工受到干扰，与创伤或持续应激相关的信息以非适应性的"特定状态"形式存储，无法达到适应性的解决。

（3）运用 EMDR 标准治疗方案与双侧眼动可以恢复 AIP 系统的平衡，重启被扰乱的信息加工，持续再加工直到达成适应性的解决。EMDR 治疗通过双侧刺激降低功能失调性记忆的生动性和情绪性，导致了与此类记忆紧密联系的生理和心理层面的去唤醒，同时提高了对自传式记忆的准确提取，增强了认知和注意指向的灵活性，增强了半球间和 / 或半球内的激活，通过丘脑绑定和优化前额叶激活，增强整个大脑动态神经元网络的同步性，促进对旧记忆建立新的联想，从而获得治疗效果。

2. 记忆网络　Shapiro 提出包含五个要素（图像、想法 / 声音、身体感觉、情绪、信念）的记忆网络模型，以对 EMDR 再加工过程中发生的情况进行观察，帮助识别和应对无效的再加工。图像是指跟事件有关的感觉记忆的视觉要素。想法 / 声音代表所记住的声音知觉，想法包括所觉察到的内在自我陈述的记忆。身体感觉代表动觉的记忆或者跟原发性情感相关的身体记忆，通常只需识别所感知到的部位，无需根据所体验到的描述进行辨识。情绪代表的是当下产生的与靶目标记忆相关的情绪。信念是负性认知与靶目标记忆有关的自我评估。在再加工过程中，记忆网络的这五个要素都会同时和并行地得以重组。在 Shapiro 的模式中可能更多强调的是情绪的作用，情绪为信念提供给养，情绪是病理学的关键要素。

3. 双侧刺激　双侧刺激（bilateral stimulation，BLS）是指在 EMDR 治疗过程中，通过眼球运动，或者温和的触觉，或者声音等进行交替的、通常左右往复的、中性的感觉刺激。眼球运动可采用跟随手指左右运动、跟随屏幕注视点左右运动、自主选定左右视野锚点左右眼动。温和的触觉包括蝴蝶拍、轻拍大腿表面、左右点脚触地、用手指或带锯齿的软木锤快速点击患者的手背，现在也可以选择能发出交替震动的小电棒。声音刺激可通过在病人头部两侧弹响指，或使用节拍器，或使用可随意调整速度的带耳机和控制盒的电子音调发生器。目前关于眼动、触觉、听觉等不同双侧刺激形式在 EMDR 治疗中的差异性效应的对照研究非常少，即使已有的研究也因为存在很多问题而无法做出明确的结论。对 EMDR 治疗中三种双侧刺激形式的不同效应的特定研究，既需要实验研究来阐明 EMDR 治疗各种潜在机制的相对和顺序贡献，也需要临床研究来确定哪些患者在 EMDR 治疗中可以从所采用的哪种双侧刺激形式中获益最多。对于那些容易出现过度唤起并伴有高恐惧、轻微或中度人格解离的患者，采用触觉刺激或者同时用眼动与触觉刺激，或听觉与触觉刺激来提高感觉刺激的强度，可能会有助益。

4. 三叉取向 三叉取向指的是过去、现在和未来，并且按照这个顺序在 EMDR 疗法的标准模型中加以处理。形成创伤的过去事件是患者症状的基础，是处理"过去"这一分叉时所选择的靶目标，因此要能识别和优先再加工它们。只有来自过去的靶目标已经被再加工并得到解决后，才可以把注意力转向"现在"这一分叉，并对引起患者功能失调的当前刺激进行再加工。在三叉取向流程的第三个分叉中，患者在未来可能需要的新技能和身份构建将作为未来模板被再加工，以确保它们能被整合进患者的应对能力和自我概念中。并不是每一个找出来的过去创伤事件和现在的扳机点都必须被分别再加工。症状信息模型认为症状是那些被编码进非适应性记忆网络的知觉和应对反应的表达，治疗症状就是要对这些非适应性的知觉和应对反应进行再加工。选择靶目标干预时有四个原则：①从较早的记忆开始；②从最糟糕的症状开始；③选定被激活的记忆；④治疗计划是一种合作。要实现治疗效果的泛化，就要把相关的创伤事件和刺激组合成创伤丛，对有代表性的靶目标进行再加工，从而获得相关靶目标问题的功能性解决和症状的普遍缓解。

二、治疗过程

EMDR 理论框架的构建先后经历了以下四个主要阶段：①简单的眼动技术（eye movement，EM）的发现和调查；②眼动脱敏（eye movement desensitization，EMD）程序的定义和测试；③治疗 PTSD 和相关综合征的标准 EMDR 疗法流程的演变、阐述和验证（单一病症，即 PTSD）；④扩展 EMDR 疗法理论，并将 EMDR 疗法应用到其他临床综合征的治疗。EMDR 疗法目前处于从第三阶段向第四阶段发展的状态。经过多年的发展和大量的科学验证，已经形成了 EMDR 疗法标准八阶段治疗模式。

1. 历史采集与治疗计划（client history and treatment planning）　在这一阶段，治疗师需要对患者进行全面而详细的评估，包括遭遇标志性创伤之前的生活适应情况、临床表现的复杂性、童年经历和成长的质量、创伤史的种类和严重程度、依恋关系状况以及当前环境的稳定性、具备的技能和资源以及问题的解决方式等信息，这样才能形成治疗计划，完成个案概念化。要注意的是结构化的问诊和标准化的评估工具能帮助治疗师获得对患者更加完整的理解，可以使用心理治疗评估检查清单（Psychotherapy Assessment Checklist，PAC）、家谱图、成人依恋访谈问卷（Adult Attachment Interview，AAI）、临床用 PTSD 量表（Clinician-Administered PTSD Scale，CAPS）等标准化的工具，协助收集患者既往史、当前主诉和治疗目标等方面的信息。需要充分了解患者的既往史，匆忙进入再加工阶段会导致忽略再加工创伤记忆过程中潜在的挑战和禁忌。例如，筛查提示可能存在解离性障碍，如果不做处理，接下来的再加工过程可能使患者再次受到创伤，甚至导致他们出现失去冲动控制、自杀以及攻击性行为等潜在的危险。如果面对的是儿童，在信息收集时需要同时对儿童和监护人进行评估，有助于帮助他们克服最初的焦虑情绪，致力于建立密切的治疗关系。

2. 准备（preparation）　在治疗的第二个阶段里，治疗师要为患者提供支持的治疗联盟，力争建立信任的治疗关系，对 EMDR 原理、治疗流程、常见不良反应、双侧刺激等进行必要的、合适的心理教育，并获得治疗的知情同意，同时在治疗过程中提供有帮助的隐喻和范例，降低来访者面对全新体验的焦虑程度。带领来访者进行多种不同的自我控制程序（结构化呼吸训练、放松或现实感练习、自我观察、感觉聚焦，以及指导性想象等）的训练，以便更好地应对创伤记忆带来的情绪和行为问题，特别是对记忆可能触发情绪的不稳定性，事先要计划一些稳定化的措施，以及帮助来访者学会在面对创伤再激活时保持洞察力和掌控感。为了增强来访者在创伤记忆再加工过程中的控制感，需要与其设置一种停止信号（如手势、语词等），在突破治疗耐受窗时能够及时停下来。要注意的是，为了让患者对双侧刺激有积极的体验，绝大多数 EMDR 治疗师在简单的双侧刺激测试后要教授患者进行"平静之所"的练习或为其提供"资源发展与植入"的工作。

3. 评估（assessment）　评估阶段指要在案例概念化和治疗计划的基础上，使用直接提问、回溯技术或情感扫描技术来确定过去，现在和未来的靶目标，并需要评估与靶目标相关的图像、信念、情绪（情感）和感觉。评估阶段需要依照标准程序进行，包括：①确定首先要加工的靶目标记忆，诱导情绪体验上感觉最痛苦的视觉图像；②协助来访者找出与图像匹配的负性认知（negative cognition，NC）；③帮助来访者在与痛苦体验的关系中发展出一种更具适应性的正性认知（positive cognition，PC）；④引导来访者进行正性认知可靠性评定（Validity of the Positive Cognition，VOC），从 1（感觉完全是不真实的）到 7（感觉完全是真实的）打分；⑤引导来访者聚焦在所选择的画面和负性认知上并识别当前体验到的情绪；⑥引导来访者对靶目标进行主观困扰程度（Subjective Unit of Distress，SUD）评估，从 0（没有困扰）到 10（来访者可以想象的最严重的困扰)打分;⑦确认与靶目标相关的身体感觉的位置。

4.脱敏(desensitization)　在这个阶段,来访者一开始被要求记住与靶目标相关的图像、负性认知和躯体感觉。治疗师需要引导来访者结合不同形式的双侧刺激和其他流程要素,遵循标准的干预流程对创伤记忆进行再加工以达到适应性解决。在进行多组双侧刺激时,引导来访者对创伤记忆或其他记忆进行自发联想的正念觉察(当你开始眼动时,就让它去任何它需要去的地方……不管发生什么,就让它发生吧……),并通过来访者的简短报告来评估变化。在来访者提供了简短的口头报告之后,应继续加工任何与所唤起的情绪类型或程度相关联的信息。每一组双侧眼动(或其他双侧刺激)结束时,对来访者说:"让它去,呼吸。你现在留意到了什么?"这些指导语进一步促进了最初建立的、非强求的探索性态度,有助于来访者对现在保持足够的双重注意。治疗师要充分获取来访者的口头报告,才能确定新出现的材料是否得到了有效再加工并做出是否继续双侧刺激的临床决策。需要定期返回靶目标用以评估治疗成果和找出残留的内容,再加工靶目标事件直到达到适应性解决,即来访者的 SUD 水平降低到 0 或 1(或者根据他目前的情况,对个人来说是"生态适宜的"),脱敏阶段即可宣告完成。

5.植入(installation)　在植入阶段,重点是把期望的正性认知与靶目标记忆/经历联系起来。植入时,在把靶目标引入意识层面的同时带入更具有适应性的自我评价的表述,并且加入双侧刺激。首先需要评定阶段三发展出来的 PC1 是否适合,一般会产生更合适的、更具适应性的信念 PC2。确定被选定的正性认知的 VOC 值后进行几组双侧刺激,只要来访者的口头报告内容与靶目标记忆相关,且在变得越来越正性/

适应性前，或残留的困扰需要再加工，就继续进行双侧刺激。一轮双侧刺激完成后，接着检查一次 VOC，这种循环一直重复，直到 VOC 上升到 7 或 6（具有生态适应性）。

6. 身体扫描（body scan）　在身体扫描过程中，来访者被要求鉴别是否存在残留的、未被完全加工的与靶目标相关的困扰。如果存在困扰，就让来访者想着靶目标记忆和对应的 PC，继续进行双侧刺激直到不舒服的身体感觉消失。但需要注意的是由躯体疾病或座椅不舒服造成的身体不适感并不能够使用双侧刺激进行消除。即使不存在困扰，建议仍继续进行双侧刺激，直到正性体验不再发生变化。通过继续对正性体验进行再加工，增强其正性的感觉，进一步提高来访者的功能整合能力。

7. 结束（closure）　结束阶段包括两种情况：①结束一次靶目标未完成的治疗（SUD>0，VOC<7，身体扫描显示有不适感觉）；②结束一次靶目标完成的治疗（SUD=0，VOC=7，身体扫描无不适）。如果来访者处于非适应性记忆网络的感觉状态，需要评估其对稳定化的需求，一般情况下可以选择容器技术、建立安全 / 平静状态、接地练习或放松练习等进行稳定化处理。一旦稳定，就提供肯定，并获取来访者对本次治疗的反馈。同时治疗师应指导来访者留意并记录在进入下一次治疗前的任何变化，并在需要时运用合适的自我安抚策略。

8. 再评估（reevaluation）　在进行下一个靶目标再加工前，首先需要对正在处理的症状和行为进行简要的检查，收集两次治疗间来访者的任何变化，结合来访者的反馈再评估其当前功能水平。其次是对先前处理的靶目标进行再次评估，来判定治疗效果的稳定性。如果先前靶目标再加工已完成，治疗师可回顾靶目标确定小结表，使用脱敏、植入、身体扫描对下一个靶目标记忆进行再加工。如果先前靶目标再加工未完成,则需要回到上次治疗终止的阶段继续进行。对于慢性和复杂性创伤的个案,要坚持进行 EMDR 治疗,发展适应来访者当前生活环境所期望的反应模板,为更好地应对挑战性情境和处理预期性焦虑做最好准备。

三、EMDR 应用的思考

EMDR 疗法从一项被观察到的双侧眼动效应迅速发展成为具备标准流程的心理治疗方法,目前受到越来越多国际指南的推荐。世界卫生组织应激相关特定状态的管理指南(2013)认为 EMDR 是针对创伤的 A 级推荐,可用于治疗儿童、青少年和成人 PTSD。目前 EMDR 也被用于治疗其他的障碍(青少年网络成瘾、抑郁障碍、焦虑障碍、精神病性障碍、慢性疼痛等)和有挑战性的问题(心理危机干预、少年犯干预、医学难以解释的躯体症状等),在危机干预过程中的地位更是不容忽视。在危机干预过程中,要特别注意解离状态的评估、双侧刺激的选择、稳定化技术的练习、儿童青少年的合理应用等问题。未来的研究应借助认知、神经科学的技术,开展更多的大型随机对照试验研究,进一步确定 EMDR 在处理创伤的生理学症状中可能起到的作用,来解释病理和临床改变的机制。

第三节　焦点解决治疗

焦点解决治疗(solution focused brief therapy,SFBT)是一种以目标为导向、关注问题的解决、采用实用的技巧和方法、强调治疗的积极性和互动性的心理干预方法。与传统的心理治疗方法相比,SFBT 更具有目标导向性和实用性。

一、焦点解决治疗的治疗理念

SFBT 的目标设定非常明确和具体。在治疗过程中,治疗师会与患者共同确定切实可行的目标,使患者能够清楚地知道自己要努力的方向,促使他们朝着目标不断前进。

SFBT 的治疗理念包括:①更加关注问题的解决,而非问题的原因,通过从不同的角度看待问题,患者能够发现解决问题的方法,并克服以往的困境和挑战;②明确患者想要通过心理干预得到什么是治疗成功的关键;③小改变会带来大变化;④问题不一定时刻都保持一致,一定会存在例外的情况,这个例外就是改变的机会;⑤未来是可以被重新创造的。

二、焦点解决治疗的流程与技术

1. 焦点解决治疗的工作流程

(1)探索问题、明确目标:①探索问题阶段需要关注:问题是什么(事件是怎么发生发展的);受助者是如何应对的(例如,积极的情感宣泄或消极的社交回避、大量饮酒等)。②明确干预目标时,我们最重要的是倾听受助者讲述自己的问题,并探索受助者的需要。我们可以询问受助者"我有什么可以帮助到你的吗""我怎样才能对你有所帮助""当你的问题得到解决后,你的生活会出现怎样的不同?"这样的开放性问题,在回答中探索答案。这个过程中切记,我们的目标不是消除已经出现的问题,而是共同探索一个现实、可行的目标,如"约一个朋友出来聊聊、规律作息"等。

(2)构建解决问题:这个过程中,心理危机干预工作者切忌对受助者的所有问题均抛出解决方案,最重要的是探索受助者已有的解决问题的能力和资源,并将其自己已有的解决方案与共同探讨的解决方案进行整合，最后构建一个最平衡的解决方案，并在接下来的一段时间进行检验和强化。

2. 焦点解决治疗的一些技术

（1）会谈前改变：仅仅是预约了心理干预，有时也能够给受助者带来积极的改变。我们在首次会谈的时候，可以询问受助者"在你来到这里之前，你都做了什么来解决你的问题"，可能在来到我们这里之前，受助者已经找到了解决问题的方法，我们鼓励并放大受助者做出的积极努力，进一步激发受助者内在的力量，使其在后续更好地依靠自己的努力与资源去实现改变。

（2）奇迹问题：奇迹问题（miracle questions）是 SFBT 中最重要的技术。该技术可以协助受助者寻找治疗目标及解决方案。我们可以询问如下问题："假如某一天，你睡醒后，你的问题突然都解决了，你的生活会有什么不同吗？你觉得问题是如何被解决的呢？""如果问题都解决了，你的情绪也改善了，那么你的行为会有怎样的改变呢？"奇迹问题可以让受助者减少对于问题本身的关注，更关注解决问题，问题与解决方法是可以分开讨论的。

（3）量尺问题（scale questions）：SFBT 中的量尺与认知行为疗法（CBT）中的量尺有所不同，CBT 中量尺的主要功能是评估问题的严重程度，而 SFBT 中的量尺主要用于评估受助者面向未来进步的程度。一般可以用 0~10 分进行评价，0分代表最糟糕的情况，10 分代表问题奇迹般消失后的状态，可以包含情绪、感受以及工作学习等方面的变化。我们可以询问"在一把 0 到 10 的尺子上，如果 0 分代表你首次来这里时的状态，10 分代表问题奇迹般地消失后的状态，那么你会给现在的你打多少分"。通过量尺问题可以帮助来访者把模糊的目标简单化、具体化，增强受助者行动的动机。

（4）例外问题：无论多么困难的问题，总会有影响没那么大的时候，心理工作者通过收集资料，寻找那些隐蔽的例外情况，并围绕例外进行深入讨论。我们可以询问"什么时候你觉得这个问题不那么明显？你做了些什么？"通过帮助来访者识别这些例外情况，让受助者知道自己的问题并不是一成不变、不能消弱的，让来访者意识到自己拥有的资源和解决问题的方法。

三、焦点解决治疗应用的思考

没有任何一种心理干预手段是万能和完美的，所有心理技术都有无法解决的个案。SFBT 偏向于短程化，有研究表明对于较严重的心理障碍，短期治疗即使是达到 25 次以上也不会比长程治疗手段更有效。当一个创伤性问题较为严重，在经历了短程 SFBT 后效果仍不理想的时候，应考虑更换干预手段或者转介其他心理工作者，或者是采取一个时间差，当受助者准备好迈出下一步改变的时候，再继续 SFBT 的工作。

第四节　其他常用技术

心理稳定化技术具有效果好、简便易行、便于掌握等特点，因此在心理危机干预过程中应用广泛。稳定化的目的是帮助受助者找到身体和心理的安全感，恢复正常的认知、情感调节和行为控制，帮助受助者与相关回忆和感受保持适当距离，重新恢复对日常生活的掌控。

一、腹式呼吸放松法

"4-7-8"腹式呼吸可以帮助我们在焦虑等不适感来袭

时,能够随时随地进行自我调节,是一种最简单、便于操作的方法。

技术指导语:①进行深呼吸之前,先找个安静的地方舒服地站立、坐下或者躺下。②将双手放于腹部,也就是胸腔下方,用鼻孔慢慢地吸气,心里默数4下。想象吸入的空气顺着气管沉入肚子。感受肚子慢慢地鼓起来。③吸足气后,屏住呼吸默数7下,想象吸入的空气去到不舒服的身体部位,并被充分利用,然后用嘴将气慢慢呼出,呼出时默数8下,感受肚子慢慢地瘪下去。④重复这一过程,保持节奏,一分钟呼吸8~12次,做5~10分钟(图4-1)。

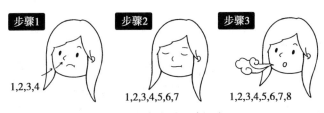

图4-1 腹式呼吸放松法

二、着陆技术

着陆技术(grounding)可以有效、快速地帮助受助者将注意力转移到外部世界,远离负性感受,从痛苦情绪中分离出来。在极度应激状态下,很难将注意力放在内在体验上,而需要主动地把注意力转向外界;有时关注呼吸也非常困难,譬如地震中受压,有喘不过气来的窒息感时,关注呼吸也会引起焦虑。

技术指导语:以一个你觉得舒服的姿势坐着,不要交叉腿或胳膊……慢慢地深呼吸……看看你的周围,说出5个你能看到的让人不难过的物体。例如一本书、一个水杯……慢慢地深呼吸……接下来,说出 5 个你能听到的不让人悲伤的声音。例如我听到关门的声音……慢慢地深呼吸……接下来,说出 5 个你能感觉到的不让人悲伤的事情。例如我能感觉到我鞋子里面的脚趾头……慢慢地深呼吸。

三、蝴蝶拍技术

蝴蝶拍技术又称蝴蝶拥抱技术,顾名思义,就像蝴蝶拍打翅膀一样,又好像我们自己在拥抱自己、安慰自己,促使我们的身体和心理进入一种稳定的状态。"蝴蝶拍"心理稳定化技术主要用于应激事件导致的焦虑、紧张、惶恐、缺乏安全感的状态。

技术指导语:请双手交叉在胸前,中指尖放在对侧锁骨下方,指向锁骨方向。可以闭上或者半闭上眼睛。将你的手想象成蝴蝶的翅膀,像蝴蝶扇动翅膀一样,缓慢地、有节奏地交替摆动你的手,例如,先左手,后右手。缓慢地深呼吸,留意你的思绪和身体感受。在这一刻,"你在想什么?""脑海里有什么样的景象?""你听到了什么声音?""闻到了什么样的气味?"审视你的想法、感受,不去评判它们。把这些想法、感受看作天上飘过的云彩:一朵云彩来了又去了,我们只需静静地目送,不去评价它的好坏。重复 6~8 次"蝴蝶扇翅",直到身体平静下来。

(作者:孟繁强　樊亚奇;审校:邱昌建)

第五章 心理危机干预的常用评估工具

第一节 危机现场评估

应用多种方法获取信息，对危机干预现场做全方面、系统和深入客观的描述，这一过程称之为危机评估。有效的心理危机干预有赖于准确的评估。在心理危机干预过程中，评估是必不可少的关键环节，也是开展危机干预工作的基础，可以说"没有评估，就没有干预"。

在危机现场，心理危机干预工作者通过访谈、观察、调查问卷等方式，力求全面了解被干预者的状况，评估其心理状态，筛选出可能需要进一步评估的个体，同时给予当事人必要的帮助和情感支持。需要明确的是，在危机现场，要始终把安全放在第一位。当事人和危机工作者的人身安全是否有保障，是否存在值得关注的安全隐患，是首要的评估内容。其次，通过自我介绍、倾听、支持等技术快速获得被干预者的信任，迅速建立良好的关系也很重要。另外，在危机现场，评估与干预应该同时进行，危机干预工作者在评估中发现有需要紧急处置的情况时，需要立即启动干预方案，以确保当事人受到危机影响的程度最小。

危机现场评估的对象主要围绕三个方面：一是危机事件，包括危机事件的性质和严重程度；二是危机事件影响的对象，包括数量、受影响程度；三是危机干预时可利用的资源。因此，危机干预现场评估的目的是要了解：①危机事件的性质、严重程度和影响。②危机干预对象的心理状态和能力水平，以及对自我或对他人的伤害风险。③针对群体和个体，可能有效的干预方案、干预措施、应对方法。④可利用的支持系统和其他资源。⑤工作者在处理危机和帮助当事人恢复平衡和能动性状态的工作进展。为了实现上述目的，保证危机干预的顺利进行，危机干预工作者应该尽快在与当事人的初次接触中对危机的严重程度进行评估，此时干预者通常没有时间进行完整的诊断，或深入了解来访者的个人史，评估的重点在于快速有效地获得有关特定危机环境的信息，使用的工具应当简明易懂，即使是仅有基础知识的干预者也能够应用自如。

危机干预工作者最终需要基于评估结果来回答以下问题：何时、何地、针对哪些对象开展干预？当事人的心身健康状况以及是否有自杀/自伤或伤害他人的风险？要缓解和解决危机当事人目前的心理危机，需要哪些资源？当事人自身的应对机制是否有效以及当事人本身可利用的资源有哪些？哪些社区/社会资源可用于危机干预？开展干预前需要做哪些准备？在干预的不同阶段需要协调和利用哪些资源？当前情况下哪些干预措施、技术和行为最合适？危机评估的最终目标是针对危机干预的场景和条件，短时间内最大程度保护干预对象，实现干预对象利益的最大化。

但是，要回答以上问题，需要依赖于以危机环境为基础的连续系统的评估。因为在危机的不同阶段，不仅危机事件、危机干预的环境、可获取的资源处于动态的变化之中，个体和群体的心理危机状态本身也是一个动态的心理过程，而且有时候危机下的表现也具有反应滞后性的特点，这些因素决定了干预对象的需求也在不断变化中。因此，危机评估不仅是危机干预的第一步，还是贯穿于整个危机干预过程的必要步骤。危机干预措施也必须基于评估结果做动态调整，以应对危机环境下不断变化的需求。

不过,心理危机的突发性、很难预估、反应滞后性以及具有较大破坏力(影响面大或损害严重)的特点,决定了心理危机现场评估不太可能采用对时间和空间都有一定要求的临床诊断模式或者临床心理评估/心理测试工具等方式。而且,心理危机干预工作本身的目的并不是帮助当事人实现心理重建,重新恢复心理健康,而是通过短期的干预,协助个体度过危机下的困难时期,暂时恢复心理平衡状态;重新恢复心理健康需要的是长期、系统的心理治疗,并不在短期的危机干预工作的范畴之内。因此,受危机事件、危机干预环境、心理危机表现和心理危机干预工作等特征的限制,危机干预工作者没有条件也没有必要进行完整耗时的临床诊断性评估,如深入全面地了解干预对象的个人史。危机情况下更需要干预者做的是尽可能在短时间内了解整体危机事件的情况以及干预对象的严重程度。所以,危机干预现场评估工作的要求是简单、快速、可靠、有效,以便能够尽快发现亟须干预的对象,依据不同的危机事件类型,确定核心干预目标后制订相应的危机干预方案。

一、心理危机现场的环境评估

了解心理危机干预现场的环境,有利于危机工作者在保护自身、其他工作人员、干预对象安全的前提下快速进入工作状态并有序开展心理危机干预工作。对环境的评估不仅限于出发前了解情况,为出发做好充分的物质和心理准备,还应在到达之后对环境做更进一步的了解,环境评估包括以下内容。

(一)了解危机事件的性质

DSM-5 将创伤性事件定义为威胁生命,或引发恐惧、害怕或无助的事件。能引发心理创伤的危机事件有很多种，有大型的灾难性事件，如跟自然地理环境相关，影响相关地域和社区的自然灾害（地震、洪水、台风、海啸、泥石流、塌方等）；以及技术或人类活动相关的人为灾害（如战争、恐怖袭击、火灾、公共卫生事件、飞机失事、爆炸以及有毒有害的生物化学用品泄漏等）；还有一些是虽然规模不大，但与个体密切相关的个人危机、社会挑战和健康挑战，像遭受人身或性侵犯、家人离世、抢劫或盗窃、家庭暴力、罹患严重疾病、被孤立排斥等等。每一种危机事件，虽然都有突发性、紧急性、痛苦性、无助性和危险性等特点，但其隐含的内涵和工作重点是不一样的。有些事件虽然是突然发生的，但同时具有反复出现的特点，如家庭暴力、性侵。有些危机事件带来的影响是长期的，有些是短暂的。危机事件的性质决定了我们如何做心理危机干预前的准备，制订哪种干预方案，包括人、时间、地点的规划以及各类资源的组织和选择。

不同性质的危机事件可能造成的影响也要预先评估，包括哪些人会受到危机事件的影响，波及的范围有多大，影响程度有多大，影响是一过性的还是持续性的。一般根据三个方面进行潜在受灾者分类：一是生命或财产受损程度；二是社会混乱和社区毁坏程度；三是受灾易感性以及妇幼和老人等特殊关注群体。对于灾难来说，处于灾难事件的不同地域空间给人带来的影响不同，从空间上可以将心理援助分为灾难中心、灾难的周边地带和外围区三个部分。其中灾难中心受影响的对象主要是灾害的直接受害者，他们亲历了生命和财产的损失，失去生命、家人，财产严重损失，受到的心理创伤最严重；周边地带的对象主要是灾难的次级受害者，他们体验到灾难对生命和财产的威胁，并目睹受灾情况，心理恐慌度较高;而外围区即非灾区,受影响的对象主要是社会大众,他们通过各种信息渠道了解到灾难带来的巨大伤害,担心灾难也会发生在自己身上,从而产生对灾难的恐慌和担忧。

(二)对环境安全性的评估

危机现场的评估还包括对干预环境安全性的评估,安全性决定了进入干预现场之前要做的准备工作,防止次生危机事件的产生。例如,不同危机事件类型下如何保护干预工作人员和干预对象的生命安全,危机干预的场所在哪里?场所是否安全?干预场所有没有相关负责人以及其他协助人员?基本的生活物资有没有保障?有哪些通信交流设施设备?危机干预工作者要协同整体应急管理相关组织和人员完成安全性评估,包括以下几个方面。

1. 环境安全性评估　对干预场所建筑物的结构、设备设施、安全设备和防护保障措施进行评估。除基本环境安全性评估外,还应考虑不同性质危机下,物理环境安全性评估的差异。如地震灾难,可能要考虑余震及相关次生地理灾害对物理环境安全的影响;而有毒有害物质泄漏则需要更多地评估泄漏物质对水、食品、空气等的污染。

2. 操作程序安全性评估　是否有相应的应急处理预案和流程,以应对各类突发状况,确保在紧急情况下能够做出正确的反应。

3. 人员行为安全性评估　场所内相关人员的情绪、认知和行为是否提示存在高风险警示行为,如自伤、自杀、冲动暴力等。

(三)评估目标干预人群和数量

此外,危机现场还要通过评估确定目标干预人群和数量。一般危机事件的心理干预涉及人群大致分为六级。以大规模灾难为例,第一级干预对象为直接卷入大规模灾难者,包括死难者家属、伤员、较大财产损失的幸存者;第二级干预对象为与一级受灾者有密切联系的个人和家庭,可能遭受严重的哀伤和内疚反应;第三级为救援或搜救工作者,帮助进行重建或康复工作的成员或志愿者;第四级为受灾区域以外的社区成员,包括向受灾者提供物资和援助的人员,在某些灾难中,他们可能隶属于某个组织,或对灾难的可能原因负有一定责任;第五级为临近灾难场景时心理失控的个体(易感性高,可能表现为心理病态的征象);第六级为不同群体的混合,如在家中等候消息,与第三级人员关系密切的家属或朋友(救援或搜救工作者的朋友或家属)等。可以对干预对象的情况做一些简单初步的评估:例如,干预对象的身份是什么?是沮丧者、受害者、受伤者、目击者还是救援人员?他 / 她的损失情况如何?身体健康是否受影响,严重程度如何?目前有哪些躯体反应?是否有亲属朋友伤亡,与他 / 她的关系?是否有财产损失,损失情况如何?

二、干预对象的需求评估和支持系统评估

(一)心理状况评估

心理状况评估的目的是准确地了解个体的危机情境及其反应,从而了解干预对象受危机影响的严重程度。这是整个危机干预的前提。危机严重程度的评估包括两个方面:干预者的客观判断和干预对象的主观体验。客观评估基于对干预对象的观察和评估,目前国外常用的评估模型有以下三种。

1. 阶段性的评估模型,即评估个体处于从出现应激反应到反应消除或恶化的哪一个阶段(冲击期、反应期、恢复期、

成长期),然后根据所处的阶段提供适当的干预。

2. 三维筛选模型,即从个体的认知、情感、行为三方面的功能水平来评估个体危机下心理受损的严重程度,这是一种简易、快速、有效的模型。

3. 人与环境互动的评估模型,主要评估个体应激及其影响因素,这个模型更重视应激事件及影响因素的多样性。

这些模型中应用较多的是三维筛选模型,它通过分类评估系统(Triage Assessment System, TAS)这一评估框架,为了解干预对象在危机中的反应提供了一个指导,从而帮助干预者快速地了解干预对象危机下的功能状态、危机的严重程度及危机对其能动性的影响,它同样也是帮助干预者判断如何缓解或解决当前危机的基础。TAS 的内容包括了干预对象的认知(思维方式)、情感(感受或情绪反应)以及行为表现,这个三维框架是基于多项危机相关反应的研究确定的。每一方面都有其对应的特殊反应方式和举例,以便干预人员确定干预对象目前的功能水平。因此,TAS 操作简单,不仅那些有基础知识的干预者可以操作,对于没有接受过任何标准化测试或干预程序培训的危机干预工作者来说也能很快上手,且能快速获得可靠有效的信息。大多数危机情况下,TAS 能有效地帮助和指导干预人员判断危机的严重程度和决定需要采取的干预方式,并了解干预效果。

分类评估系统根据 Crow、美国国家健康咨询委员会(National Advisory Health Council)以及 Plutchik 等研究的结果,将危机中的情绪反应分为愤怒 / 敌意、焦虑 / 害怕、悲伤 / 忧郁和挫败感。危机中这些情绪反应的严重程度可表现为"可以忽略不计"到"非常严重"。不过,通常危机当事人更典型的情绪反应是对各种情绪带来的不舒服的程度的描述,他们的各种情绪往往交织在一起。TAS帮助我们直接评估他们的情绪反应,帮助他们把各种复杂交织的情绪呈现为更为清晰的表达,如愤怒、害怕或悲伤,并确定其中最主要的情绪反应。如果其他情绪反应同时存在,可以根据这些情绪反应在当事人口中出现的频率设定为次要情绪或较次要的情绪。

　　TAS将当事人的行为方式描述为接近、回避和无能动性。接近是指那些积极尝试去解决危机下出现的问题的行为;回避被定义为主动地尝试逃离或避开和危机相关的问题;而无能动性则被定义为"被困住了",或者没法持续尝试去解决危机。在一段时期内,当事人也可能存在几种行为方式,评估者可以确定其中最主要的行为反应,并根据其他行为反应出现的频率列为次要行为或较次要行为。

　　在认知维度方面,TAS将当事人的反应分为侵犯、威胁和丧失。其中侵犯是指当事人对危机事件当前对自己和自己所有物的侵入的看法,这种看法更着眼于当下,感受到的主要是现在正在发生的危机;而威胁,"会有什么不好的事情发生",则从另一个角度,看作是潜在的对未来的看法,感受到的是灾难可能正在降临;"丧失"则代表了对过去发生的,无法改变的现实的看法。当事人的感受,无论准确与否,都可以用于评估他的认知反应。可以从以下四个方面来评估他感受到的危机给他的生活带来的影响,包括生理层面如健康、居所、安全性等;心理层面如自我概念、情绪幸福感、自我身份认同等;社会关系层面如家人、朋友、同事等;精神/道德层面,如人格完整性、价值、信仰等。当事人在上述四个方面都会感受到侵犯、威胁和丧失。

分类评估系统通过分类评估表（Triage Assessment Form，TAF）这个评估工具在现实层面进行操作。该量表分为情感严重程度量表、行为严重程度量表和认知严重程度量表3个子量表，已经在警察受训者、退役军人危机干预警察小组、学校辅导员、社区机构人员、危机干预人员、大学教授等团体中进行了各种版本的分类评估表测试，测试结果表明TAF可以有效用于各类危机事件的现场评估。这个表格为每个维度设置了一张从1分（没有损害）到10分（严重损害）的严重程度量表，协助危机干预工作者进一步了解当事人在每一个维度受损的严重程度。为了提高操作效率，建议现场评估时采用"排除法"，从10分"严重损害"开始往不严重的方向评估，直到找到符合某一严重水平的典型表现。这个策略可以帮助我们以最快的速度准确地评估严重程度。TAF的具体内容见表5-1。

表5-1 分类评估表（TAF）

被评估者姓名：	性别：	年龄：	联系方式：	
识别并简要描述本次危机状况				
情感维度：（识别并简要描述目前的情感状况，如果不止一种情绪体验，可以根据等级分别描述，1最主要的，2次要的，3较次要的）对情绪的强度进行评估（0~10分）				
愤怒/敌意				
焦虑/恐惧				
悲伤/忧郁				
挫败感				
其他（请描述）				

续表

行为维度：（识别并简要描述目前的行为方式，如果不止一种行为方式，可以根据等级分别描述，1 最主要的，2 次要的，3 较次要的）对行为的强度进行评估（0~10 分）	
接近	
回避	
无能动性	
其他（请描述）	

认知维度：（在下列领域识别并简要描述是否存在侵犯、威胁或者丧失。如果不止一种认知方式，可以根据等级分别描述，1 最主要的，2 次要的，3 较次要的）对认知的程度进行评估（0~10 分）

生理（食物、水、安全、居所等）

侵犯：	威胁：	丧失：

心理（自我概念、情绪幸福感、自我完善、自我同一性等）

侵犯：	威胁：	丧失：

社会关系（正性互动和支持、家庭、朋友、同事、教堂、俱乐部等）

侵犯：	威胁：	丧失：

道德 / 精神（人格完整性、价值观、信仰系统、精神和谐）

侵犯：	威胁：	丧失：

分类评估（X= 初始评估，O= 终期评估）

初始总分（X）：	终期总分（O）：

评估人：
评估时间：

当事人危机的严重程度需要危机干预工作者以 TAF 作为评估框架，综合现场的访谈和客观观察结果，以及当事人的主观感受来综合判断。

情感维度：危机干预工作者需要了解当事人的情感是否稳定；情绪反应是否正常；情绪反应是否过度；情绪反应是否在当事人的控制之下；主体的情绪是什么；情绪反应的频率、强度或持续的时间是否与现实情境协调；如果情绪有问题，问题严重到什么程度，是否会对自己或他人产生伤害，等等。

行为维度：危机干预工作者需要了解当事人在危机下可以做什么，做了什么、怎么做的等信息；行为是否得体；基本日常生活所需要的工作是否能完成，有无困难；是否有攻击和冲动行为，是否能控制攻击和冲动，是否造成破坏，等等。

认知维度：危机干预工作者需要了解当事人对危机的解释和看法是什么，是否与现实一致，如果不一致，出现了哪些不合理的想法，持续时间有多久；在危机情况下集中注意力方面是否有困难；理解问题、解决问题、决策能力是否受到影响，想法是否被危机困住，是否能做出决策，决策是否合理；是否出现自我怀疑和思维混乱，有无精神病性症状，等等。

通过加和计算三个维度的严重程度总分（3~30分），危机干预工作者可以判断要为当事人提供哪个强度和哪一类干预。一般来说，分数越高，需要的干预越直接。3~10分提示轻度损害，当事人通常能够自我指导且自主功能良好，建议采用非指导性的干预；11~19分提示中度损害，当事人有一定的功能障碍，建议采用合作式干预，主动为当事人提供一定的指导；20分及以上则存在严重损害，当事人还可能存在致命性损害，因此建议采用指导式干预，危机干预工作者需要非常主动并积极协助当事人解决问题，确保当事人的生命安全。当任何一个维度的严重程度量表评分为10分时，强烈建议住院治疗。严重程度量表具体内容见表5-2。

表5-2　严重程度量表

维度	1 没有损害	2/3 少许损害	4/5 轻度损害	6/7 中度损害	8/9 明显损害	10 严重损害
情感	心境稳定，情感可控。情感变化范围与日常生活相适应	情感基本适宜。需要一定程度努力来控制情绪。对问题的反应不会过度情绪化。短暂感受到比情境要求稍微强烈的负面情绪。存在短暂的忧郁期	情感尚适宜，会出现明显的波动和负面情绪。情绪尚能控制，但专注于危机事件。对/问题/要求的反应变得缓慢、微弱或情绪加重且持续时间明显延长。来访者意识到有时会情绪失控	主要是负面情绪，并且会夸大，严重影响。说明显受限。难以控制且显减弱。以控制易变的情绪。对问题/要求反应明显情绪化，但有一定程度的适应性，通过努力能够控制。情感反应与环境不协调，强烈的负面情绪持续时间延长。负面情绪严重程度明显加重	情感尤其鲜明或负面严重受限。负面情绪难以控制，全面影响生活。对问题/要求反应明显情绪化，即使尽最大的努力也不合时宜。情感反应与环境不协调，非常严重。负面情绪反应严重。情绪波动明显	情感波动极其明显，从歇斯底里到毫无反应。没有控制情绪的能力，对自己或他人存在潜在的危险。情感被破坏，无法对问题产生反应。代偿失调。真实感，就像在看电视一样。人格解体，觉得自己不是自己了

续表

维度	1 没有损害	2/3 少许损害	4/5 轻度损害	6/7 中度损害	8/9 明显损害	10 严重损害
行为	行为比较得体。日常功能没有损害。行为稳定。攻击行为无。威胁或危险行为	行为基本得体。功能轻微损害。轻微不稳定。攻击性。但对人对己无威胁。需要一定努力才能维持日常功能	行为不得体,但尚无危险。行为可自控或在干预工作者的要求下能控制,但有一定困难。行为对人对己有轻度威胁。当事人会忽略一些日常生活所需要完成的任务,日常功能上受损一定程度上受损	行为适应不良,但无即刻的破坏性。在反复的要求下也难以控制行为。行为对己有一定威胁。并且越来越难以控制。维持日常功能的能力受损	行为使得危机情境恶化。行为前,即使在后矛盾的要求下反复难以控制。行为对己有威胁为对人对己有威胁,明显缺乏维持日常功能的能力	行为完全无效。即使反复要求当事人改变,行为还是不稳定。行且不可预测。行为极其具有破坏性,可能对人对己造成伤害。无法完成日常生活所需的最简单的任务

续表

维度	1 没有损害	2/3 少许损害	4/5 轻度损害	6/7 中度损害	8/9 明显损害	10 严重损害
认知	决策合理而有逻辑。注意力保持完整。思维解决问题和决策能力正常。当事人对危机事件的感知和解释与实际相符	决策有点奇怪但安全，总体而言能考虑他人感受、想法和幸福。思维受到危机影响但尚能控制。能够进行合理的对话，虽然稍有困难，但还能理解和承认他人的观点。问题解决功能基本保持完整。来访者的想法可能会转向危机事件，但思维的关注点还在意志力的控制之下。问题解决和决策能力轻微受影响。当事人对危机事件的感知和解释大体上与实际相符，只有轻微的扭曲	决策越来越不合理，但对人对己尚无危险。某种程度上不考虑他人感受、想法和幸福。思维局限于危机事件，但不至于困在其中。无法认识不同的观点，进行合理的对话受到限制。问题解决能力有些受到限制。注意力有些出现不集中。当事人偶尔出现问题解决和决策困难。当事人对危机事件的感知和解释在某些方面与实际不符	决策基本不合理，可能对人对己产生危险。越来越不考虑他人感受、想法和幸福。思维局限于危机事件，困于其中。理解和回应问题的能力受损。由于注意力不集中，问题解决有困难。当事人对危机事件的侵入性想法开始控制能力有限。问题解决和决策能力受到强迫、怀疑和混乱的不利影响。当事人对危机事件的感知和解释与实际情况明显不符	决策冲动不合理，对人对己很有可能产生危险。对危机事件的思维变得强迫，表现出自我怀疑和混乱。理解和回应问题的能力极其不稳定。由于注意力不集中、缺乏问题解决能力。当事人被有关危机事件的侵入性思维所困扰。问题解决和决策能力严重受损。当事人对危机事件的感知和解释根本不符情况严重不符	决策能力完全丧失。思维对人对己很已有明显危险。思维紊乱、完全被危机控制。丧失理解和回应问题的能力。除了危机事件，根本无法保持注意力。当事人受到强迫，自我怀疑和混乱的折磨，丧失决策能力。当事人对危机事件的感知和解释与实际情况根本不符，严重扭曲现实，可能存在妄想、幻觉以及其他精神病性症状

下面以案例的形式展示如何开展三维评估。

危机事件基本情况：小西，女性，今年 28 岁，公司财务人员，以前喜欢户外和大自然，会经常和朋友一起自驾游。1 个多月前的国庆假期期间，小西及其爱人约上了朋友一起进行外省 4 天 5 夜自驾游。本来朋友不太想去，架不住小西各种劝说，最后终于同意了。为避免疲劳驾驶，三个人商量好轮换开车。在返程的高速路上，本来应该轮到小西了，但因为小西前一天晚上没睡好，小西爱人便让她休息，自己帮她先开一会儿。车子上高速后半小时，因为变道时太着急，他们的车子与右前方大卡车发生了剧烈碰撞，车头严重损毁。小西爱人因为伤势过重医治无效去世，坐在前排的朋友则失去了一条腿，小西运气好，虽然头部受到了冲击，但并无生命危险，住院观察几天后就出院了。回家的 1 个月里，小西每天吃得很少，一开始每天以泪洗面，后面开始变得不言不语，很少跟家人说话，家人觉得小西情况很不对劲，于是带她来寻求心理帮助。

小西的情况：小西由母亲搀扶进门。母亲反映自从那件事后她就好像变了一个人，问什么都没反应，有时候家人要问她好几遍，或者声音提高很多，她才会稍有反应，那感觉就好像她从另一个世界回过神来，一副茫然失措的样子，会问家人"这么晚了，小刘（其爱人）怎么还不回来？"然后又陷入自己的世界里。不拉她起床的话，她每天就会在一个地方一直坐着或躺着，不洗脸、不刷牙、不吃也不喝、不说话、更别说出门，感觉她活在另一个世界里。晚上她要很晚才睡着，半夜会哭醒，嘴里念着"我是罪人，是我害死了他们，该死的人是我"。有一天晚上，母亲醒来发现她站到了阳台边上。母亲快吓死了，自此以后几乎全天都陪着她，寸步不敢离开。小西以前没看过精神科 / 心理医生，身体上也基本没有大的健康问题，目前没有服用任何药物。

按照三维模型，可以将小西的反应描述如下。

情感反应：主要的情感反应是悲伤／忧郁，次要情感反应是自责／内疚。她的情感严重受损，从一开始的过度的悲伤变成毫无反应，睡梦中会有自责。情感受到破坏，无法对问题／要求产生反应。跟她以前的样子判若两人，感觉"活在另一个世界里"她的日常生活都因此受到了明显的影响。建议评9分。

行为反应：主要的行为反应是无能动性。小西维持日常功能的能力受损，需要人全天陪护并协助，否则无法完成日常生活自理。有自杀的风险，行为极其具有破坏性。建议评9分。

认知反应：主要的认知反应表现为丧失。她理解现实和应对现实、解决问题的能力严重受损，判断和决策不合理，对车祸意外事件的解释为"都是她的问题，该死的是她"，与实际情况明显不符，可能会对自己做出伤害行为。潜意识里暴露出的想法局限于危机事件并且困于其中。建议评9分。

小西的总分为27分，建议采用更加直接指导性的方式开展干预。

（二）生理状况评估

人作为世界上最精妙的生物，身心作为一个整体在神经内分泌系统的精密协调下实现平衡。当危机事件发生时，人体的神经内分泌会受影响并可能会出现失衡，引发的神经生化方面的改变不仅对人的情绪、认知和行为产生影响，即危机事件对心理层面的影响，同样也会波及生理层面。很多时候因为文化、社会等多元因素的原因，生理层面的反应有时候会先于心理层面表现出来，成为我们探索心理反应的信号，也是现场评估时帮助我们和危机干预对象打开话题的引子。

而且,这种对心身的双重影响可能还会在危机发生之后持续很长一段时间,生理层面需求的解决本身也是心理危机干预工作的一部分。因此,对生理层面的评估必须加以重视。对危机干预对象生理层面的评估包括以下三个部分。

1. 基本生理需求的满足情况　例如,是否有住所、住所是否满足基本的居住需求(遮风挡雨、防寒避晒、基本衣物、食品、水等)、是否有安全保障(如远离有毒有害物质、地理自然灾害、暴力等危机的继续侵袭)等。满足基本的生理需求不仅是心理危机干预的一个重要组成部分,更是开展有效干预的前提条件。

2. 躯体健康情况　有无受伤,严重程度如何?目前的生命体征是否平稳?既往是否有任何疾病史?目前有无任何躯体症状等?应激反应相关的躯体症状表现很多,可能涉及全身各个系统非特异的症状,常见的如食欲下降、腹胀、便秘、腹泻等消化系统反应,心悸、胸闷、胸痛、血压不稳定等心血管系统反应,失眠、头疼、头晕、麻木等神经系统反应,等等。

3. 影响身心健康的生活方式改变　例如,生物作息的紊乱、烟草酒精的使用增加、某些处方药物如镇静催眠类药物的过量使用以及非法药物/物质的使用等等。

(三)支持系统评估

作为危机干预工作者要时刻牢记,我们是干预对象支持系统的一部分,但绝不是唯一。我们要做的是帮助干预对象寻找和看到更多的支持系统,并让她/他自己成为支持系统的一部分。一个人需要的支持可以分为实际支持、情感支持、社会支持、有关危机和健康方面的信息、自助策略以及专业帮助。评估干预对象在当下需要哪些支持?从哪里、怎么才能获取这些支持?例如,他/她的基本生理需求可以找哪些机构或组织?他/她从何处可以获得亟需了解的信息?他/

她所在的社区可以提供哪些支持？需要我们做什么？需要他/她自己做什么？这些都是在支持系统评估时必须考虑的问题。请注意，在危机情况下，很多当事人可能受到应激反应的影响，有时候会影响她/他的判断和决断能力，不愿意或不认为自己能够获得支持和资源。例如，处于绝望中，觉得无人能够帮助他；或者内疚使他觉得自己活该如此，不值得别人帮助。这时作为支持系统的一部分，主动为其寻找可能的支持资源，帮助当事人看到希望，帮助当事人恢复自主性是危机干预工作者的重点。

三、危险性评估

危险性评估包括伤害自己和他人的危机评估，并不是所有危机干预对象都有伤害自己/伤害他人的风险，但同时任何人都有可能存在伤害自己/伤害他人的风险，因此，作为危机干预工作者，我们在评估中不能忽视这一点。虽然有时候伤害自己/伤害他人的行为发生得很突然，但大多数伤害自己/伤害他人的行为发生之前都有迹可循，不过，很多时候这些线索也容易被忽略。通过向当事人及其周围人询问一些直接简单明了的问题和现场观察可以帮助我们初步了解相关风险，比如对自杀意念、自杀计划和自杀行动准备以及自杀未遂史，对自伤的想法，既往自伤行为，以及对精神病性症状的评估以及既往冲动暴力行为史等信息的采集和评估。初步评估有风险者可以采用相关量表做更详细的评估。

（作者：曾庆枝；审校：王　振）

第二节　心理危机干预常用评估量表

不同心理状态的个体对危机事件的反应和受到影响的程

度差异很大,准确、详细地评估心理危机状况对于及时识别、干预高危人群意义重大。针对心理危机常用的心理评估问卷涉及危机的性质与强度、对危机的反应、个体的心理特质等不同维度。本节将针对性地介绍一些常用的自评问卷,供操作者参考。这些自评问卷大都简单易行,利于现场操作,个别或团体指导下进行均可。使用自评问卷时,建议工作人员在填写前把指导语等读给调查对象听,然后由调查对象做出独立的、不受他人干扰的评定。操作完成后工作人员须检查有无漏项。

一、针对危机事件性质与强度的评估量表

1. 生活事件量表(Life Event Scale,LES) LES 用于 16 岁以上正常人、各种神经症、心身疾病、躯体疾病患者等。评估正性、负性生活事件对受访者的影响。包含 48 条我国常见的生活事件,其中家庭生活方面 28 条,工作学习方面 13 条,社交及其他方面 7 条,另有 2 条空白条目,供受访者填写已经经历但表中未列出的事件。受访者通常记录一定时间范围内(通常一年以内)发生的事件,有些发生在特定时间范围之外的事件,如果影响深远,也需记录。精神影响程度包括无影响、轻度、中度、重度、极重。影响持续时间包括三个月内、半年内、一年内、一年以上,分别记为 1、2、3、4 分。生活事件刺激量的计算方法:①某事件刺激量 = 该事件影响程度分 × 该事件持续时间分 × 该事件发生次数;②正性事件刺激量 = 全部好事刺激量之和;③负性事件刺激量 = 全部坏事刺激量之和;④生活事件总刺激量 = 正性事件刺激量 + 负性事件刺激量。LES 总分越高,提示个体承受的精神压力越大。95% 正常人一年内 LES 总分不超过 20 分,99% 不超过 32 分。负性事件分数越高对心身健康的影响越大(表 5-3)。

表5-3　生活事件量表（LES）

指导语：下面是每个人都有可能遇到的一些日常生活事件，究竟是好事还是坏事，可根据个人情况自行判断。这些事件可能对个人有精神上的影响（体验为紧张、压力、兴奋或苦恼等），影响的轻重程度是各不相同的，影响持续的时间也不一样。请您根据自己的情况，实事求是地回答下列问题，填报不记姓名，完全保密，请在最合适的答案上打勾。

生活事件名称 举例：房屋拆迁	事件发生时间			性质		精神影响程度					影响持续时间				备注
	未发生	一年前发生	长期性	好事	坏事	无影响	轻度	中度	重度	极重	三个月内	半年内	一年内	一年以上	
						0	1	2	3	4	1	2	3	4	
家庭有关问题															
1. 恋爱或订婚															
2. 恋爱失败、破裂															
3. 结婚															
4. 自己（爱人）怀孕															
5. 自己（爱人）流产															
6. 家庭增添新成员															
7. 与爱人父母不和															
8. 夫妻感情不好															
9. 夫妻分居（因不和）															

续表

生活事件名称	事件发生时间				性质		精神影响程度					影响持续时间				备注
	未发生	一年前	一年内	长期性	好事	坏事	无影响 0	轻度 1	中度 2	重度 3	极重 4	三个月内 1	半年内 2	一年内 3	一年以上 4	
举例：房屋拆迁																
10. 夫妻两地分居（工作需要）																
11. 性生活不满意或独身																
12. 配偶一方有外遇																
13. 夫妻重归于好																
14. 超指标生育																
15. 本人爱人进行绝育手术																
16. 配偶死亡																
17. 离婚																
18. 子女升学（就业）失败																
19. 子女管教困难																
20. 子女长期离家																
21. 父母不和																
22. 家庭经济困难																

续表

生活事件名称 举例：房屋拆迁	事件发生时间				性质		精神影响程度					影响持续时间				备注
	未发生	一年前发生	一年内	长期性	好事	坏事	无影响	轻度	中度	重度	极重	三个月内	半年内	一年内	一年以上	
							0	1	2	3	4	1	2	3	4	
23. 欠债500元以上																
24. 经济情况显著改善																
25. 家庭成员重病、重伤																
26. 家庭成员死亡																
27. 本人重病或重伤																
28. 住房紧张																
工作学习中的问题																
29. 待业、无业																
30. 开始就业																
31. 高考失败																
32. 扣罚资金或罚款																
33. 突出的个人成就																
34. 晋升、提级																

续表

生活事件名称 举例：房屋拆迁	事件发生时间			性质		精神影响程度					影响持续时间				备注
	未发生一年前	一年内	长期性	好事	坏事	无影响	轻度	中度	重度	极重	三个月内	半年内	一年内	一年以上	
						0	1	2	3	4	1	2	3	4	
35. 对现职工作不满意															
36. 工作、学习中压力大（如成绩不好）															
37. 与上级关系紧张															
38. 与同事、邻居不和															
39. 第一次远走他乡异国															
40. 生活规律重大变动（饮食睡眠规律改变）															
41. 本人退休离休或安排具体工作															
社交与其他问题															
42. 好友重病或重伤															
43. 好友死亡															

95

续表

生活事件名称 举例：房屋拆迁	事件发生时间			性质		精神影响程度					影响持续时间				备注
	未发生	一年前	长期一年内性	好事	坏事	无影响	轻度	中度	重度	极重	三个月内	半年内	一年内	一年以上	
						0	1	2	3	4	1	2	3	4	
44. 被人误会、错怪、诬告、议论															
45. 介入民事法律纠纷															
46. 被拘留、受审															
47. 失窃、财产损失															
48. 意外惊吓、发生事故、自然灾害															
如果您还经历过其他的生活事件，请依次填写															
49.															
50.															

结果：

正性事件值：

负性事件值：

总值：

家庭有关问题：

工作学习中的问题：

社交及其他问题：

2. 突发性公共卫生事件心理问卷 突发性公共卫生事件心理问卷（Psychological Questionnaires for Emergent Events of Public Health，PQEEPH）由高延、杨玉凤、姚凯南在 2003 年春季重症急性呼吸综合征（SARS）流行期间编撰，问卷共 27 个条目，由两个部分组成，包括抑郁、神经衰弱、恐惧、强迫 - 焦虑和疑病 5 个维度，基本包含了突发性公共卫生事件下人群可能出现的各种情绪反应，能准确、定量反映受试者的心理状态，且操作简便，根据实际需要，可以用于个体或群体测评。

PQEEPH 共由 27 个条目，5 个维度的项目组成，分别为：抑郁（第一部分 4、6、7、8、9、12 项）、神经衰弱（第二部分 2、4、6、7、10 项）、恐惧（第一部分 1、3、10、14 项，第二部分 2、5 项）、强迫 - 焦虑（第一部分 5、11 项，第二部分 11、12、13 项）和疑病（第二部分 3、9 项）（表 5-4）。

PQEEPH 按情绪反应的强度（没有、轻度、中度、重度）和频度（偶尔、有时、经常、总是）进行 0~3 分的四级评分，每个维度的总分除以项目数，即为该维度的得分，理论最高值为 3 分，最小值为 0 分。某一维度评分越高，说明被试在该维度上情绪反应越严重。

PQEEPH 可用于 16 岁以上的各种人群对突发性公共卫生事件的心理反应状况的评估；综合医院心理门诊、各种心理健康机构、高校教育工作者及社会工作者在突发性公共卫生事件发生后，对人群心理健康情况的监测和评价。

表5-4　突发性公共卫生事件问卷（PQEEPH）

年龄　　　性别　　　填表日期：　　　年　　月　　日

说明：请你根据自己在突发性公共卫生事件期间的行为与感受，对照下面的每一条描述，选择最适当的答案

第一部分	没有	轻度	中度	重度
1. 担心自己和家人被感染				
2. 对异性不再像从前那样注意了				
3. 反复洗手，擦洗东西，但总觉得不够干净				
4. 感到没有精神，脑子变迟钝，注意力不集中，记忆力差				
5. 感到心跳加快，出汗，脸红				
6. 精力比以前差				
7. 精神容易疲劳而且不易恢复				
8. 没有食欲，体重明显减轻				
9. 脑子不如以前灵活了				
10. 碰到与突发性公共卫生事件相关的事情，就觉得害怕，心跳加快				
11. 有头晕，心慌，腹胀，便秘或腹泻等症状				
12. 头疼，浑身肌肉酸痛				
13. 有种不祥的预感				
14. 在人群聚集的地方特别是医院附近，感到提心吊胆、紧张不安				
第二部分	偶尔	有时	经常	总是
1. 对什么都没有兴趣				
2. 非常在意身体上出现的任何不舒服				

续表

第二部分	偶尔	有时	经常	总是
3. 出现与突发性公共卫生事件相关的症状，怀疑自己已经感染				
4. 胡思乱想而无法控制				
5. 尽量不去医院或人群聚集的地方，与人接触时，也总戴着口罩				
6. 觉得烦恼，容易发脾气				
7. 觉得自己很没用				
8. 明知道无济于事，但无法控制地反复考虑、反复洗手				
9. 去医院看病确定自己是不是已经被感染				
10. 睡眠不好（入睡困难，多梦，醒后不解乏，睡眠节律紊乱）				
11. 无法控制过分的紧张害怕				
12. 想一死了之				
13. 想到与突发性公共卫生事件有关的东西，就没有心思干别的事情				

二、针对当事人对危机事件反应的评估量表

1. 事件影响量表修订版　事件影响量表修订版（Impact of Event Scale-revised，IES-R）是一个对特殊生活事件的灾难性体验进行测量和评估的自评问卷。时间范围是近 1 周的情况。主要作为 PTSD 的筛查，筛查阳性可做进一步诊断。也可以用于进行心理治疗或药物治疗后的疗效评估。IES-R 共有 22 项条目，分为再体验（闯入）症状（条目 1，2，3，6，9，14，16，20），高唤醒症状（条目 4，10，15，18，19，21），回避症状

（条目5，7，8，11，12，13，17，22），三个分量表。每项条目按照严重程度分0~4级5级评分：0分，无影响/无症状；1分，轻度影响；2分，中度影响；3分，重度影响；4分，严重影响。有学者建议总分≥35分为广义PTSD划界分，提示可能有PTSD，建议进一步专科医生评估（表5-5）。

表5-5　事件影响量表-修订版（IES-R）

下面是人们在经历过有压力的生活事件刺激之后所体验到的一些困扰，请您仔细阅读每个题目，选择最能够形容每一种困扰对您影响的程度。请按照自己在最近7天之内的体验，说明这件事情对你有多大影响，分0~4的5级评分：0为从来没有；1为很少出现；2为有时出现；3为常常出现；4为总是出现

题目	从来没有	很少出现	有时出现	常常出现	总是出现
1. 任何与那件事相关的事物都会引发当时的感受					
2. 我很难安稳地一觉睡到天亮					
3. 别的东西也会让我想起那件事					
4. 我感觉我易受刺激、易发怒					
5. 每当想起那件事或其他事情使我记起它的时候我会尽量避免使自己心烦意乱					
6. 即使我不愿意去想那件事，也会想起它					
7. 我感觉，那件事好像不是真的，或者从未发生过					
8. 我设法远离一切能使我记起那件事的事物					

续表

题目	从来没有	很少出现	有时出现	常常出现	总是出现
9. 有关那件事的画面会在我的脑海中突然出现					
10. 我感觉自己神经过敏,易被惊吓					
11. 我努力不去想那件事					
12. 我觉察到我对那件事仍有很多感受,但我没有去处理它们					
13. 我对那件事的感觉有点麻木					
14. 我发现我的行为和感觉,好像又回到了那个事件发生的时候那样					
15. 我难以入睡					
16. 我因那件事而有强烈的情感波动					
17. 我想要忘掉那件事					
18. 我感觉自己难以集中注意力					
19. 令我想起那件事的事物会引起我身体上的反应,如:出汗、呼吸困难、眩晕和心跳加速					
20. 我曾经梦到过那件事					
21. 我感觉自己很警觉或很戒备					
22. 我尽量不提那件事					

2. 创伤后应激障碍症状清单　创伤后应激障碍症状清单(Post Traumatic Stress Disorder Check List,PCL)由美国国立创伤后应激障碍中心的 Weathers 等于 1993 年编制,量表作者 Weathers 也是临床用创伤后应激障碍量表(Clinician-

Administered Post Traumatic Stress Disorder Scale，CAPS，是针对创伤后应激障碍的他评问卷，需要由临床医生进行评估）的编制者之一。

　　PCL 为自评量表，它包括两部分，第一部分有 ABC 三个问题，用于了解当事人经历创伤的一般情况；第二部分包括 17 个项目，与 DSM-5 的 PTSD 症状学标准相对应，将创伤所致心理生理反应的严重程度按照 1~5 分的 5 级评定方式进行评估，评定的时间范围，可按实际需要决定，一般为过去 1 周，或过去 1 个月。两部分相结合，帮助危机干预工作者对当事人的症状严重程度进行综合评价。量表总分是最重要的统计指标，范围为 17~85 分，用作筛查时，通常将 44 分作为划界分（表 5-6）。

表 5-6　创伤后应激障碍症状清单（PCL）

指导语 1：重大生活事件的发生，由于其突然性及其造成的灾难性影响，不可避免地会对涉及事件的许多人造成不同程度的心理和身体影响，出现消极情绪、思维混乱、行为失控等反应。为了科学地评估重大生活事件对您造成的身体和心理影响，请您仔细阅读指导语，明白意思后根据您的实际情况进行回答。您所有的评估结果都将受到严格的保密，个人资料也不会被披露

A 在事件发生过程中您的角色

1. 直接受影响者	2. 事件目击者
3. 间接受影响者	4. 医疗救护人员
5. 现场指挥人员	

B 您和事件现场接触的时间

1. 一直在	2. 大部分时间在
3. 小部分时间在	4. 不在现场

C 您认为事件发生之后，您自己的身体和心理受到影响了吗？

1. 没有影响	2. 轻度影响

续表

3. 中度影响	4. 重度影响

5. 极其严重影响

指导语2：当您经历或目睹了无法预测的突发事件后，突发事件产生的痛苦情绪有时会在您的记忆中保留很长时间，并且每次回忆时都很痛苦。请您评估最近1个月您的反应，包括这些反应的严重程度（圈出最合适的分数）

1分：没有什么反应；2分：轻度反应；3分：中度反应；4分：重度反应；5分：极重度反应

1. 即使没有什么事情提醒您，也会想起这件令人痛苦的事，或在脑海里出现有关的画面	1　2　3　4　5
2. 经常做有关此事的噩梦	1　2　3　4　5
3. 突然感觉到痛苦的事件好像再次发生了一样（好像再次经历）	1　2　3　4　5
4. 想起此事，内心就非常痛苦	1　2　3　4　5
5. 想到这件事情就出现身体反应，例如：手心出汗、呼吸急促、心跳加快、口干、胃痉挛、肌肉紧张等	1　2　3　4　5
6. 努力地回避会使您想起此事的想法或感觉	1　2　3　4　5
7. 努力地回避会使您想起此事的活动、谈话、地点或人物	1　2　3　4　5
8. 忘记了此事件中的重要部分	1　2　3　4　5
9. 对生活中的一些重要活动，如工作、业余爱好、运动或社交活动等，失去兴趣	1　2　3　4　5
10. 感觉和周围的人隔离开来了	1　2　3　4　5
11. 感觉情感变得麻木了（例如：感受不到亲切、爱恋、快乐等感觉，或哭不出来）	1　2　3　4　5
12. 对将来没有远大的设想（例如：对职业、婚姻或儿女没有期望，希望生命早日结束）	1　2　3　4　5
13. 难以入睡，或睡眠很浅	1　2　3　4　5

续表

14. 容易被激怒或一点小事就大发雷霆	1 2 3 4 5
15. 很难集中注意力	1 2 3 4 5
16. 变得很警觉，或觉得没有安全感（例如：经常巡视你的周围，检查异常声音，检查门窗）	1 2 3 4 5
17. 容易被突然的声音或动作吓得心惊肉跳	1 2 3 4 5

3. 9 项患者健康问卷 9 项患者健康问卷（Patient Health Questionnaire-9 items，PHQ-9）源自 Spitzer（1999）等编制的患者健康问卷（PHQ）中的抑郁模块，主要用于各种情况下的筛查或辅助诊断抑郁症。本量表为自评量表，使用方便，被广泛推荐。PHQ-9 量表共 10 项，包括 9 项症状量表和 1 项功能总评。PHQ-9 的总分可以用来评估抑郁症状的严重程度：0~4 分无抑郁症状，5~9 分为轻度，10~14 分为中度，15 分及以上为重度（表 5-7）。

表 5-7 9 项患者健康问卷（PHQ-9）

在过去两个星期，有多少时间您被以下问题所困扰？在选择下打"√"	完全不会	几天	一半以上的日子	几乎每天
1. 做什么事都感到没有兴趣或乐趣	0	1	2	3
2. 感到心情低落	0	1	2	3
3. 入睡困难、很难熟睡或睡太多	0	1	2	3
4. 感到疲劳或无精打采	0	1	2	3
5. 胃口不好或吃太多	0	1	2	3
6. 觉得自己很糟，或很失败，或让自己或家人失望	0	1	2	3
7. 注意很难集中，例如阅读报纸或看电视	0	1	2	3

续表

在过去两个星期,有多少时间您被以下问题所困扰? 在选择下打"√"	完全不会	几天	一半以上的日子	几乎每天
8. 动作或说话速度缓慢到别人可察觉的程度,或正好相反——您烦躁或坐立不安,动来动去的情况比平常更严重	0	1	2	3
9. 有不如死掉或用某种方式伤害自己的念头	0	1	2	3
这些问题在您工作、处理家庭事务,或与他人相处上造成了多大的困难?				
毫无困难(　) 有点困难(　)　 非常困难(　)　 极度困难(　)				

4. 7项广泛性焦虑障碍量表　7项广泛性焦虑障碍量表(Generalized Anxiety Disorder-7, GAD-7)由 Spitzer 等(2006)编制,也是作者编制的患者健康问卷(PHQ)中的焦虑模块,主要目的是在各种情况下筛查焦虑障碍。本量表为自评量表,使用方便,被广泛推荐。GAD-7 共 7 个项目,采用 0~3 分的 4 级评定,GAD-7 的总分可以用来评估焦虑症状的严重程度:0~4 分为无临床意义的焦虑;5~9 分为轻度;10~14 分为中度;≥15 分为重度(表 5-8)。

表 5-8　7项广泛性焦虑障碍量表(GAD-7)

在过去两个星期,有多少时候您受到以下问题困扰? 在选择下打"√"	完全不会	几天	一半以上的日子	几乎每天
1. 感觉紧张、焦虑或烦躁	0	1	2	3
2. 不能停止或控制担忧	0	1	2	3
3. 对各种各样的事情担忧过多	0	1	2	3
4. 很难放松下来	0	1	2	3
5. 由于不安而无法静坐	0	1	2	3
6. 变得容易烦恼或急躁	0	1	2	3
7. 害怕将有可怕的事发生	0	1	2	3

5. 自杀意念自评量表　自杀意念自评量表（Self-rating Idea of Suicide Scale，SIOSS）由国内学者夏朝云于 2001 年编制，经过临床反复实践，信度、效果均良好，能够快速筛查受试者的自杀风险。SIOSS 采用自评模式，广泛适用于具有小学及以上文化程度的各年龄段人群。量表包括绝望因子、乐观因子、睡眠因子和掩饰因子四个因子。绝望因子分由 2、3、4、8、11、14、16、17、19、20、23、26 各条目分累计；乐观因子分由 1、7、10、21、22 各条目分累计；睡眠因子分由 5、12、18、24 各条目分累计；掩饰因子分由 6、9、13、15、25 各条目分累计。各条目均以"是"或"否"回答计分，计分方法：2、3、4、8、11、12、14、16、17、18、19、20、22、23、24、26 每项答"是"计 1 分，答"否"不计分；1、5、6、7、9、10、13、15、21、25 每项答"否"计 1 分，答"是"不计分。自杀意念总分由绝望因子分、乐观因子分和睡眠因子分相加得出，得分越高，提示受试者的自杀意念越强（表 5-9）。

表 5-9　自杀意念自评量表（SIOSS）

指导语：在这张问卷上印有 26 个问题，请你仔细阅读每一条，然后根据自己的实际情况，在每一条后的"是"或"否"的括弧内选择一个，打上一个"√"。		
1. 在我的日常生活中，充满了使我感兴趣的事情	是（　）	否（　）
2. 我深信生活对我是残酷的	是（　）	否（　）
3. 我时常感到悲观失望	是（　）	否（　）
4. 我容易哭或想哭	是（　）	否（　）
5. 我容易入睡并且一夜睡得很好	是（　）	否（　）
6. 有时我也讲假话	是（　）	否（　）
7. 生活在这个丰富多彩的时代里是多么美好	是（　）	否（　）

续表

8. 我确实缺乏自信心	是（　）	否（　）
9. 我有时发脾气	是（　）	否（　）
10. 我总觉得人生是有价值的	是（　）	否（　）
11. 大部分时间，我觉得我还是死了的好	是（　）	否（　）
12. 我睡得不安，很容易被吵醒	是（　）	否（　）
13. 有时我也会说人家的闲话	是（　）	否（　）
14. 有时我觉得我真是毫无用处	是（　）	否（　）
15. 偶尔我听了下流的笑话也会发笑	是（　）	否（　）
16. 我的前途似乎没有希望	是（　）	否（　）
17. 我想结束自己的生命	是（　）	否（　）
18. 我醒得太早	是（　）	否（　）
19. 我觉得我的生活是失败的	是（　）	否（　）
20. 我总是将事情看得严重些	是（　）	否（　）
21. 我对将来抱有希望	是（　）	否（　）
22. 我曾经自杀过	是（　）	否（　）
23. 有时我觉得我就要垮了	是（　）	否（　）
24. 有些时期我因忧虑而失眠	是（　）	否（　）
25. 我曾损坏或遗失过别人的东西	是（　）	否（　）
26. 有时我想一死了之，但又矛盾重重	是（　）	否（　）

三、针对当事人心理特质的评估量表

1. 特质应对方式问卷　特质应对方式问卷（Trait Coping Style Questionnaire，TCSQ）可用于评估适应障碍患者的应对方式，包含 20 个条目，每个条目分为 1~5 个等级。包括消极应对（negative coping，NC）和积极应对（positive coping，PC），分别计分。消极应对包含 2、4、6、7、10、12、13、16、17、19 条目,累积得分越高,提示消极应对特征越明显;积极应对包含 1、3、5、8、9、11、14、15、18、20 条目,累积得分越高,提示积极应对特征越明显(表 5-10)。

表 5-10　特质应对方式问卷(TCSQ)

指导语:当您平日里遇到各种苦难或不愉快时(也就是遇到各种生活事件时),您往往是如何对待的?

项目	5(肯定是)	4	3	2	1(肯定不是)
1. 能尽快地将不愉快忘掉					
2. 易陷入对事件的回忆和幻想之中而不能摆脱					
3. 当作事情根本未发生过					
4. 易迁怒于别人而经常发脾气					
5. 通常向好的方面想,想开些					
6. 不愉快的事很容易引起情绪波动					
7. 喜欢将情绪压在心底不让其表现出来,但又忘不掉					
8. 通常与类似的人比较,就觉得不算什么					
9. 能较快将消极因素化为积极因素,例如参加活动					
10. 遇到烦恼的事很容易想悄悄地哭一场					
11. 旁人很容易使你重新高兴起来					
12. 如果与人发生冲突,宁可长期不理对方					

续表

项目	5(肯定是)	4	3	2	1(肯定不是)
13. 对重大困难往往举棋不定,想不出方法					
14. 对困难和痛苦能很快适应					
15. 相信困难和挫折可以锻炼人					
16. 在很长的时间里回忆所遇到的不愉快的事					
17. 遇到难题往往责怪自己无能而怨恨自己					
18. 认为天底下没有什么大不了的事					
19. 遇苦恼的事喜欢一人独处					
20. 通常以幽默的方式化解尴尬局面					

2. 社会支持评定量表　社会支持评定量表(Social Support Rating Scale,SSRS)由肖水源等编制于 1986 年,1990 年作了修订。SSRS 量表简洁易操作,能够快速获取受试者在社会支持方面的信息,被广泛使用。SSRS 共 10 个条目,包括客观支持、主观支持和支持的利用度三个维度。SSRS 为自评问卷,适用于 14 岁以上人群,由受试者自行填写完成。多数项目为 1~4 分的 4 级评分。项目 5"家庭支持"包含 5 个亚项,也按照 1~4 分的 4 级评分。项目 6"实际支持"和项目 7"情感支持"可多选,也可以按照获得的支持源数计分(表 5-11)。

SSRS 可按照下列 4 个统计指标进行评定,得分愈高,提示得到的社会支持愈多。①客观支持分:项目 2、6、7 得分之和。其中项目 6 和 7,无任何来源者计 0 分;有支持来源者每个计 1 分(最高 9 分)。因子分范围 2~22 分。②主观支持分:

项目 1、3、4、5 得分之和。其中项目 5 包含 5 个亚项,由无到全力支持,分别计 1~4 分。因子分范围 8~32 分。③支持利用分:项目 8~10 得分之和。因子分范围 3~12 分。④总分:项目 1~10 得分的总和。范围 13~66 分。

表5-11 社会支持评定量表(SSRS)

指导语:下面的问题用于反映您在社会中所获得的支持,请按各个问题的具体要求根据您的实际情况填写

1. 您有多少关系密切、可以得到支持和帮助的朋友?(只选 1 项)

A. 一个没有　B. 1~2 个　C. 3~5 个　D. 6 个或 6 个以上

2. 近一年来您(只选 1 项)

A. 远离家人,且独居一室

B. 住处经常变动,多数时间和陌生人住在一起

C. 和同学、同事或朋友住在一起

D. 和家人住在一起

3. 您与邻居(只选 1 项)

A. 相互之间从不关心,只是点头之交　B. 遇到困难可能稍微关心

C. 有些邻居很关心您　D. 大多数邻居都很关心您

4. 您与同事(只选 1 项)

A. 相互之间从不关心,只是点头之交　B. 遇到困难可能稍微关心

C. 有些同事很关心您　D. 大多数同事都很关心您

5. 从家庭成员处得到的支持和照顾(在合适的框内画"√")

	无	极少	一般	全力支持
A. 夫妻(恋人)				
B. 父母				
C. 儿女				
D. 兄弟姊妹				
E. 其他成员(如嫂子)				

续表

6. 过去，您遇到急难情况时，曾经得到的经济支持和解决实际问题的帮助的来源有

（1）无任何来源

（2）有下列来源（可选多项）

A. 配偶　B. 其他家人　C. 朋友　D. 亲戚　E. 同事　F. 工作单位　G. 党团工会等官方或半官方组织　H. 宗教、社会团体等非官方组织　I. 其他（请列出）

7. 过去，您遇到急难情况时，曾经得到的安慰和关心的来源有

（1）无任何来源

（2）有下列来源（可选多项）

A. 配偶　B. 其他家人　C. 朋友　D. 亲戚　E. 同事　F. 工作单位　G. 党团工会等官方或半官方组织　H. 宗教、社会团体等非官方组织　I. 其他（请列出）

8. 您遇到烦恼时的倾诉方式（只选 1 项）

A. 从不向任何人诉述

B. 只向关系极为密切的 1~2 个人诉述

C. 如果朋友主动询问您会说出来

D. 主动诉述自己的烦恼，以获得支持和理解

9. 您遇到烦恼的求助方式（只选 1 项）

A. 只靠自己，不接受别人的帮助

B. 很少请求别人帮助

C. 有时请求别人帮助

D. 有困难时经常向家人、亲友、组织求援

10. 对于团体（如党团组织、宗教组织、工会、学生会）组织活动，您（只选 1 项）

A. 从不参加　B. 偶尔参加

C. 经常参加　D. 主动参加并积极活动

总分：

3. 人格障碍诊断问卷 人格障碍诊断问卷（Personality Diagnostic Questionnaire，PDQ）的前身是美国纽约州精神病研究所 Steven E.Hyler 博士及其同事于 1984 年根据 DSM-I-R 中轴 I 人格障碍的诊断标准而编制的自评问卷。1988年 Hyler 博士对其进行了修订，形成了 PDQ-R（Personality Diagnostic Questionnaire-Revised）。1995 年根据 DSM-4 修订的 PDQ-4（Personality Diagnostic Questionnaire-4，PDQ-4）问世，此问卷包含了 DSM-4 中的 10 种人格障碍类型，包括 A 组的偏执型、分裂型和分裂样型，B 组的反社会型、边缘型、表演型和自恋型，C 组的回避型、强迫型和依赖型。是目前最常使用的 16 岁以上人群的人格筛查自评问卷。问卷的具体内容可以参考《精神科评定量表手册》。

第三节 其他身心检测工具

危机事件发生后，针对当事人的心理评估还包括对当事人的生活能力、总体健康状态、家庭负担、某些行为问题如烟、酒依赖等的评估，如果当事人为特殊群体，如老年人或儿童，还需考虑针对特定群体的心理评估。本节简要介绍日常生活能力量表和健康状况调查问卷，更多心理评估工具，读者可以查阅本章的参考书目。

1. 日常生活能力量表 日常生活能力量表（Activity of Daily Living Scale，ADL）由美国 Lawton 和 Brody 于 1969 年编制，作为对受试者日常生活基本能力的调查量表，被广泛使用。目前普遍使用的 ADL 量表条目共 14 项，包括躯体生活自理量表（Physical Self-maintenance Scale，PSMS）和工具性日常生活能力量表（Instrumental Activities of Daily Living Scale，IADL）两部分内容，采用 1~4 分的 4 级评定。其中，1

分代表自己完全可以做，2 分是有些困难，3 分是需要帮助，4 分是根本没有办法做。评定时按表格逐项询问，如被试者因故不能回答或不能正确回答（如缄默或情绪异常激动），则可根据家属、护理人员等知情人的观察评定。

ADL 的评定结果可按总分、分量表分和单项分进行分析。总分低于 16 分为完全正常，16 分及以上提示有不同程度的功能下降，最高 56 分。单项分 1 分为正常，2~4 分为功能下降。凡有 2 项或 2 项以上评定 3 分，或总分大于 22 分，提示存在明显的功能障碍（表 5-12）。

表 5-12　日常生活能力量表（ADL）

请圈上最合适的情况									
1. 使用公共车辆	1	2	3	4	8. 梳头	1	2	3	4
2. 行走	1	2	3	4	9. 刷牙	1	2	3	4
3. 做饭菜	1	2	3	4	i0. 洗澡	1	2	3	4
4. 做家务	1	2	3	4	11. 购物	1	2	3	4
5. 吃药	1	2	3	4	12. 定时上厕所	1	2	3	4
6. 吃饭	1	2	3	4	13. 打电话	1	2	3	4
7. 穿衣	1	2	3	4	14. 处理自己钱财	1	2	3	4

注：1——自己完全可以做；2——有些困难；3——需要帮助；4——根本没有办法做。

2. 健康状况调查问卷　健康状况调查问卷（Short-Form-36 Health Survey，SF-36）又称简化 36 项医疗结局研究量表（Medical Outcomes Study short-form 36，MOS SF-36），是目前国际上常用的适用于普通人群生命质量标准化测量的工具之一，能够敏感地反映受试者的健康状况。

　　SF-36 包含生理健康和心理健康两个大类，八个维度，分别是：生理功能、生理职能、躯体疼痛、总体健康、活力、社会功能、情感职能和精神健康。因条目较多，操作相对复杂，进一步了解此量表可以参见《精神科评定量表手册》。

（作者：刘　阳；审校：邱昌建）

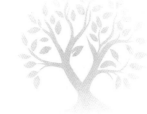

第六章　心理急救干预

第一节　心理急救的概念

心理急救（psychological first aid，PFA）是急救的一部分。急救即紧急救治的意思，是指当任何意外或疾病发生时，救援者在医护人员到达前，按医学护理的原则，利用现场适用物资临时及适当地为伤病者进行的初步救援及护理，然后从速送往医院。急救是一项重要的公共服务，也是基本的民生保障。

心理急救不同于心理危机干预。心理危机干预是指运用心理学、医学、社会学、教育学等多学科理论和技术，对因突发创伤事件（如灾难、暴力、丧失亲人）或长期压力积累而陷入严重心理失衡（如自杀倾向、急性焦虑／抑郁、解离症状等）的个体或群体，进行系统性风险评估、专业化心理干预。其目标是稳定情绪，恢复心理功能，预防慢性心理障碍（如PTSD），重建社会支持系统，促进适应能力。

急救标志是六条蓝色的交叉臂，代表急救医疗具有六大功能：发现、报告、反应、现场急救、途中监护、转至医院。急救强调的是最初快速判断与早期初步救助，并不是急诊科医生的院外与院内专业的抢救。

同样，心理急救也并不是只有专业的心理咨询师／治疗师、精神科医师才能进行。任何接受过适当培训的人，包括志愿者、社工、急救人员，甚至普通民众都可以提供心理急救。

　　1945 年第二次世界大战期间首次使用 PFA 这一概念，是为美国海军陆战队培训理解和处理战争神经症的生理和心理反应。1952 年开始在社区心理健康服务中推广，主要是对患者的恐惧提供安心保证、澄清、宣泄情绪、支持与建议。1954 年美国精神医学学会出版的《社区灾难的心理急救》（*Psychological First Aid in Community Disasters*），主要内容是识别和干预常见的灾后不良应激反应，提出所有参与灾害救援的人员都应该参加 PFA 培训。1986 年 Beverley Raphael 提出"灾害发生的第一个小时，就需要提供 PFA"。1992 年 PFA 成为危机事件压力管理（critical incident stress management，CISM）的一部分。1994 年，北京大学第六医院相关专家为新疆克拉玛依大火遇难者家属开展心理危机干预，标志着中国灾后心理危机干预的诞生。2008 年"5·12"汶川地震发生后，为指导科学规范地开展震后心理救援工作，原卫生部印发了《紧急心理危机干预指导原则》，这是我国第一次由国家部委出台关于心理危机干预的指导原则。

　　2007 年世界卫生组织（WHO）将 PFA 定义为用来减轻灾难事件所带来的痛苦、增强短期和长期功能性适应能力的方法。2011 年 WHO 作了修订：PFA 是为正在痛苦的人们或需要支持的人们提供人道的、支持性的帮助。

　　PFA 的主要工作包括：评估心理状况与需求；协助人们满足基本需求（如食物、水、衣服等）；陪伴倾听，帮助受助者感到平静；帮助受助者获得信息、服务和社会支持；提供其他实际有用的关怀和支持；保护受助者免受进一步的伤害；如果有需要，保证持续支持或更高级别的照护。

　　PFA 可以在任何干预对象和急救人员都感到安全和舒适的场所进行。如临时安置点、医院、家中、社区活动中心、老年活动中心、超市、学校、车站，甚至大树下。如果涉及非常敏感的事件，如性暴力，隐私保密和人格尊严至关重要。

第二节　心理急救的对象

　　心理急救的服务对象是那些近期因严重危机事件而遭受重大创伤的人们，重点包括遇难者家属、幸存者、儿童青少年、老人、孕产妇、伤员、有身体残疾和严重精神疾病的患者、有严重财产损失的人、现场的目击者、救援人员等，所有这些人都有可能出现焦虑、抑郁、自责、愤怒等负性情绪。对生命安全被危及需要紧急医疗救治的人、情绪失控而不能照顾自己或孩子的人、有可能伤害自己和伤害别人的人，应当紧急接受更高级的帮助，及时转介。

　　当然，并不是每个遭受危机事件的人都需要和愿意接受心理急救，不要想当然强行帮助那些不愿意接受帮助的人。不要仅仅依据对方短暂的行为或情绪评判对方的心理状况。告知对方当下可以拒绝帮助，以后需要时还可以获得帮助。

第三节　心理急救的实施原则

　　心理急救的三项基本实施原则：观察（look）、倾听（listen）和联结（link）。掌握"三 L"原则能指导你安全进入危机现场，更好地察看情形，接近受灾者，了解他们的需求，帮助他们并联系到实用的信息与支持。

一、观察（look）

　　在心理急救的准备阶段，救援者可能掌握了许多信息材料，但危机现场的情况迅速多变，需要快速敏锐做出反应。因此，提供心理救援前花些时间，哪怕很短的时间来查看现场是非常重要的。如果是紧急危机,没有时间来仔细观察,那就快速扫视一下现场,这能帮你保持冷静,确认安全和在行动前思考周全,如有现场指挥人员、救援人员、村干部、知情人、志愿者陪同会更好,能帮你尽快寻找到可能需要特别关注的人们,满足他们的基本需求,获取医疗护理和其他服务,确保安全。表6-1列举了在查看现场时需要考虑的问题和一些重要信息。

表6-1　心理急救观察表

查看	问题	重要信息
安全	现场看到哪些危险,比如进行中的冲突,毁坏的公路,不坚固的建筑物,火灾或洪水? 你和其他人的处境能免于受伤吗?	如果不能确认环境的安全就不要去现场,尽量帮助需要帮助的人们,和痛苦的人们交流时保持安全距离
需要紧急基本需求的人	发现有伤情危急,需要紧急医疗救助的人吗? 有需要营救的,比如受困或是正处在危险中的人吗? 有明显需要紧急基本需求,比如需要室内庇护的人员吗? 哪些人群需要获得基本服务,还有哪些需要特别关注,需要保护免受歧视和离开暴力冲突? 我身边还有哪些人需要帮助?	明白自己的角色,尽量帮助明显需要紧急救助的人员,伤势严重的人员需要联系医疗人员或训练有素的人员进行急救
有极度痛苦反应的人	发现有极度混乱,不能自行移动,不能回答他人,颤抖不已的人吗? 哪些人最痛苦,他们在哪里?	思考谁能受益于心理急救并且如何提供最好的帮助

二、倾听（listen）

富有同理心的倾听，对于了解受助者的情况和需求、并帮助他们稳定身体与心理、以期提供合适的帮助是非常必要的。学会倾听，用好你的眼睛、耳朵、肢体语言与内心，表达真诚、关注与尊重。

接近需要援助的人们：接近时尊重他人并表达你的关切，考虑他们的文化背景，介绍自己的姓名和所属机构，询问是否需要提供帮助。如果愿意接受，找到安全和安静的地方交谈，让受助者感到舒适，保证受助者的安全。保护受助者不被媒体曝光，保护他们的隐私和尊严。如果受助者感到非常忧伤、自责，设法给予高质量的陪伴，避免让其独处，防止发生意外。

询问受助者的需求和关注：找出他们当下最重要的需求，如帮他联系到亲人、安排临时住所等，帮助他们整理出需要重点考虑的事情。

倾听并且帮助受助者稳定心情：陪伴受助者，但不要强迫他们去谈论、去回忆创伤相关的经历。假如他们主动谈起发生了什么，看到了什么，听到了什么，想到了什么，感受到了什么，则耐心倾听他们的谈论。如果他们感到非常困扰，帮助他们放松、稳定内心。

三、联结（link）

联结各种资源，需要政府的组织领导，除了情感链接、还包括现实的资源链接，如社区服务的链接、救助资源的链接等。

1. 帮助受助者解决基本需求　如食物、水、被服、通信等,同时也要了解他们的特殊需求。如果我们向他人做出承诺(需要报告组织),则需要保持跟进。

2. 帮助受助者学会解决问题　痛苦中的人们常常充满担忧和恐惧,缺乏理性思考,需要帮助他们厘清头绪,如何优先化和处理。帮助其分析问题,肯定他们处理现状的能力,鼓励使用积极的应对策略,给予能够满足需求的实际建议。

3. 信息支持　提供真实的信息,我们需要解释信息的来源和可信度,保证信息简单可靠,必要时重复信息以保证受助者听到听懂。只说知道的官方消息,避免提供错误的信息。

4. 联系亲人和社会支持　经历过痛苦事件的人们会感到脆弱、孤立或无能为力。帮助受助者联络到家人和朋友,让家庭成员在一起,让孩子与他们的父母和亲人在一起,感受到家庭的温暖。相信有政府的关心、全社会的支持、心理卫生工作者的干预,一定能渡过难关。

如果受助者感到脱离、不真实,可以教导他们与环境接触,达到躯体与内心的稳定:如感受脚和地面的接触;用手指或手掌拍膝盖;观察四周,觉察环境,并说出来;鼓励他们把注意力放在呼吸上,慢慢呼吸。稳定情绪与身体,建立人与物的联结,人与人的联结。

第四节　RAPID 心理急救模型

2014 年美国约翰斯·霍普金斯大学精神病学系埃弗利教授及其团队开发的 RAPID 心理急救模型可用于灾难救援、公共卫生事件及其他重大事件中,用以支持人们减轻广泛的生理、心理和行为问题。该模型梳理了创伤造成的常见心理行为反应,总结了灾难引发的精神心理疾病的流行病学特点,为心理急救的实施提供了理论参考。RAPID 心理急救的实施分为五个步骤,即建立融洽关系和反思性倾听、评估、心理分诊、实施干预及转介和协助获得持续照护。

一、目标

RAPID 心理急救模型的目标如下。

1. 满足受助者基本需要。

2. 稳定受助者急性心理和行为反应。

3. 减轻急性痛苦、损伤或功能障碍,帮助恢复某种程度的适应性功能。

4. 培养合理的应对机制。

5. 如果有需要,保证持续支持或更高级别的照护。

二、步骤

RAPID 心理急救模型的五个步骤由 RAPID 这个英文单词的 5 个字母分别代表。

R——建立融洽关系和反思性倾听(rapport and reflective listening):有效心理急救的前提是与处于困境中的人建立和谐的关系,融洽关系视为人际关系的相互连接,是模型中其他步骤实施的基础。反思性倾听就是通过合适的对话及回应,让对方的需求、情感得到理解与支持。

A——评估(assessment):包括筛查和评估,是否有证据显示需要心理急救或其他类型的干预及需求的程度。这些信息不是通过专业的心理测试或精神状态检查,而是通过倾听当事人的苦恼故事而获得,包括他们遭遇了什么、他们如何应对和对事件的反应(体征和症状)。

P——心理分诊(prioritization):评估之后,应判断事件的紧急程度以及是否迫切需要干预。心理分诊优先级,就是回答我们到底要先帮助谁的问题。从需求层面讲,基本的生存需要、安全的需要应首先考虑。

I——干预（intervention）：心理急救是富于同情心的支持和给予人道的帮助，一般情况下，根据当时的情况和对于事件的反应，做一些稳定情绪和减轻创伤反应的尝试。

D——处置（disposition）：通过适当的干预后，重新评估，确定下一步该做什么。这是一个应该审问自己，也要与所帮助对象共同探讨的问题，判断其是否逐步康复或需要转介。

现将五个步骤具体操作介绍如下。

（一）R——建立融洽关系和反思性倾听

建立一定程度的融洽关系是心理救援者的基本技巧与首要目标。融洽关系可以被认为是某种程度的人际联系、理解，甚至是信任。融洽关系始于存在，心理救援者的陪伴让受助者感到"身体上和／或情感上的存在"，这恰恰是困境中的人最需要的。当然光有存在感是不够的，心理救援者需要在遇险人失控或恐慌的情况下表现出沉着，这种冷静和自信，会传递出强大的安抚作用。

有效的心理急救取决于良好的沟通，人与人之间的沟通一般有两个层面：①认知层面；②情感层面。一般情况下，大多数人都会先思考（认知），然后做出行动（情感）。当遇到重大事件后，产生更多的情感层面的表达，以理性思考为主导的情况会发生转变，导致认知水平的下降。心理救援者需要衡量受害者到底是理性思考还是感性行动的人。注重认知的人通常是在寻求信息资源，而注重情感的人则希望寻求更多的支持。

对于经历过重大事件的人，在心理救援过程中，可以谨慎尝试并实施：①引导形成初步的认知观点；②引导受害者从更感性和个人的角度出发；③为受害者提供信息，帮助他回到并适应认知观点。

心理救援者自我介绍和有目的的陈述,对于建立融洽关系很重要。例如,在危机情况下,下面的言语就很有效:"我是来自当地救援队伍的徐某某,我是来倾听的,希望能帮助到您,为您提供一些需求和建议,让您能更好地应对这种情况。"真诚的倾听、非批判性的关心与恰当的回应被认为是融洽关系的高级水平,具有连通性。共情意味着理解,理解有助于建立信任,信任促进了坚持。

与医疗急救人员不同,心理救援者没有先进的医疗设备,可能只有几分钟的时间建立有效的人际关系,必须完全依靠他们的言语、行为和能力来进行有效的回应。心理救援者需要使用积极的反思性倾听技巧,有效感知言语和非语言信息并予以回应,从而建立融洽、共情和有效的关系。在这里我们将具体介绍反思性倾听技术。

1. 非言语行为　肢体语言和语气可能比词语本身更能准确地反映思维和情感。因此,心理救援者在倾听时必须注意对方非语言行为,同样也要注意自身的非语言行为。对于心理救援者来说,需要给人平静和信心。例如:①坚定、安心的握手的力度;②保持舒适的眼神接触;③开放包容的坐姿(双臂张开,双腿不交叉,身体略微前倾);④保持舒适的距离;⑤集中注意力(交谈中避免使用手机);⑥注意面部表情(如点头肯定,不要皱眉或打哈欠);⑦尽量减少手指、脚和腿的运动。

同时,需要时刻留意、读懂受助者的非言语行为,例如:①握手(有无手心冒汗,紧张、手抖表明交感神经系统的反应亢进);②保持眼神交流的意愿和能力;③是否"凝视远方",压力事件会导致人忽视周围环境,目光空洞;④面部表情(如面无表情、愁眉苦脸);⑤坐姿(如双手交叉,侧脸相看,表示有防备心或不信任);⑥肢体动作(如抖腿、坐立不安表示焦虑)。

2. 副语言行为　例如，沉默和语调。心理救援者可以使用沉默来表达同情和尊重，而且没有试图迫使对方说话，让当事人有时间和空间来思考他的想法并不间断地交谈，那么沉默可以是一个有用的工具。但是，过度沉默会让受助者理解成不专注、不感兴趣或试图挑战的倾向。因此，沉默只能适量使用。关于语调，心理救援者说话时要缓慢，清晰且不能大声，最好使用受助者的说话风格来调整声音和语气。

3. 开放式提问和封闭式提问　封闭式提问是用"是"或"否"来回答，连续的封闭式提问会让人感觉在接受审问。开放式提问则是探索性的，可以提供更多的信息。开放式问题包括："什么""如何""何时""何地"。少问"为什么"，因为它们比封闭式问题更难回答，并常常让别人觉得受到他人的评判而产生防御心理。心理救援者还应该意识到，不要连续使用太多开放式问题，因为这些问题可能无意中传达出缺乏倾听的意思。当人在面对灾难时，他们会经历大脑皮质抑制，无法清晰思考，一开始提出试探性或开放性提问可能会加剧这种情况。因此，通常的谨慎做法是先进行封闭式提问，再进行探索性或开放式提问。

4. 总结释义　在受助者暂停说话时总结释义，旨在尽量减少打断其倾诉，同时让他知道有人在倾听和理解。总结释义是心理救援者用自己的思维情感来捕捉并简练地表达受助者刚才所说的内容。总结释义可用于认知内容或情感内容，提纲包括："换句话说""听起来似乎是""你看起来很沮丧""也许你很生气……"它比复述的要求更高，需要心理救援者准确提炼。通过澄清领悟为受助者提供新的视角，经历了严重皮质抑制的人，可能会做出肯定或否定的反应。心理救援者应该注意受助者的反应和功能障碍的严重程度。总结释义有助于共情和融洽关系的建立，帮助受助者识别和接纳自己的情绪,表达澄清,宣泄情感。

5. 行动指令　受助者有各种疑问或提出"怎么办?"行动指令有助于向受助者提供具体的答案,这在心理救援中非常有用。只要答案真实可靠、不会使危机升级,通常是非常有效的。例如,一场台风毁坏了某村庄的房子,惊慌失措的村民在问:"没了房子,今后我们吃住怎么办?"心理救援者基于事实的回答是恰当的,"政府很关心咱们,送来了许多救灾物资,在学校搭建了临时住所,今后一段时间大伙在一起共渡难关。"

6. 鼓励与复述　为了让对方感到被理解,心理救援者可以说一些非语言词汇或简单的鼓励性词汇。例如,"哦""嗯""是的""知道了""真的",传达出一种共情,表明积极关注,鼓励需要帮助的人继续说话。"复述"即在交谈中重复受助者自己刚才所说的话,与原话相比,复述字数稍少,并试图以具体而明确的方式强调其所说的相关内容,即所谓的"镜像技术",它可以帮助受助者在没有解释或评判的情况下重听自己所说的话。在危机情况下这一点尤其重要,因为受皮质抑制的影响,人们的情绪可能失控,思维可能混乱,因此,准确的复述可以让受助者知道别人是如何理解他的担忧,重新思考当下。

建立融洽关系和反思性倾听要避免的错误:目睹危机事件,心理救援者可能没有保持冷静,容易被带入;对受助者的情绪和感受调查过于匆忙;没有先帮助人们重新回归认知框架,然后再慢慢过渡到关于情绪方面的询问;提太多问题,急于让对方回答问题;急于发表自己的感受,诸如"我知道您的感受""还好人没事""其他人的情况更糟"等陈述。

(二) A——评估:倾听"故事"

在与处于困境中的人建立起联系和融洽关系之后,我们将对其进行基本生理和心理需求的评估,寻找损伤或功能障碍的证据是最重要的探索标准和关注点。

这项评估不依赖于结构化心理测评,切记不能带着各种心理测评量表到现场,这样常常给受助者被调查研究的感觉,而是用心倾听其"故事"。为了制订干预措施,心理救援者必须不带主观意见地仔细倾听:①危机事件的基本情况(即"发生了什么");②人们对事件的反应。

在大多数危机事件中,评估最好是不显眼的,通常是简短的,但它却是心理急救的核心能力。通过评估快速筛选出人们对心理急救的需求程度,这就类似于在躯体急救中确认是否需要紧急动脉止血一样。

评估包括两个动态过程:筛查和评价。

1. 筛查　作为评估的第一步,筛查应考虑以下 3 个关键问题:①是否有证据表明此人需要帮助?②是否有证据表明此人的适应能力和履行其必要职责的能力正在或可能受到损害?③是否需要进一步探索此人适应性的心理和行为能力?

为了帮助回答这 3 个问题,可以从以下方面得出推论。①人身安全;②躯体健康情况;③心理生理功能;④认知功能和智力水平;⑤情感和行为表达;⑥社会支持系统;⑦物质资源。

如果对上述 3 个问题均答"否",那么暂时不需要重点关注,但不排除对随访的需求。如果 3 个问题中的任何一个答案是"是",则需要进一步调查评价。

2. 评价　如果筛查过程表明其有损伤或功能障碍的证据,那么将从二元筛查过渡到多维度评价,从认知指标、情感指标、行为指标、生理指标等维度,了解其痛苦和功能障碍的潜在迹象或征兆。如果有长时间的生理变化或任何相关症状,应由专业医疗人员进行评估。

评估(assessment)要避免的错误：评估不充分不全面，如，仅仅根据受助者的情绪痛苦指标来判断其严重程度，而忽视受助者明显的情绪症状(例如，恐惧、悲伤、失落)和行为困扰(例如，逃避、冲动、自我封闭)。初级心理救援者可能通常将受助者所描述的反应简单地归为正常，以此来解决受助者的问题。心理救援者有明显的助人情结，评估早期就有进行干预的冲动，忽略甚至干扰了个体的复原力。

(三) P—心理分诊：优先级

RAPID 心理急救模型将心理分诊定义为根据人们对心理急救和心理社会支持需求的紧迫性进行排序。心理分诊是在整个心理急救中从筛查、整体评估到干预过程的无缝衔接。

确定紧急程度的具体标准和具体情况因人而异，但应关注出现的如下某些常量，受助者未满足需求或表现出创伤后疾病/功能障碍，将被视为紧急/更高优先级。①医疗危机。②生理需求(水、食物、住所)。③安全问题。④心理/行为不稳定：行为冲动倾向；认知能力(理解、洞察、解决问题的能力)下降，最重要的是个人意识行为后果的能力下降；对未来感到迷茫或无助。

同时还要考虑创伤后疾病/功能障碍的预测因素：①创伤的严重程度(强度乘以创伤暴露的持续时间)；②事后内疚自责，对自我的否定评价；③头部受伤(脑震荡，脑外伤)；④感知生命的威胁；⑤面对尸体；⑥创伤后双相障碍、抑郁发作；⑦曾经有创伤的经历；⑧缺乏社会支持系统；⑨既往有精神疾病病史，尤其是急性应激障碍或创伤后应激障碍；⑩有精神疾病家族史。

RAPID 心理急救模型参照 Alan Lakein 的时间管理模式(A，重要且紧急；B，重要不紧急或紧急不重要；C，既不重要也不紧急)，把危机中的人们分为 ABC 三类。

A 类：在心理或生理上受到严重损害、功能紊乱和受痛苦折磨的人，他们大多需要心理急救或躯体医疗支持。

B 类：在逆境后具有韧性的人。他们感到痛苦，甚至可能出现急性功能障碍，但通过休息和一般性支持就能缓解，大多数受害者都属于这一类。

C 类：抵抗逆境的人。他们能正常应对困境，帮助别人，甚至表现出英雄气概。

从心理急救的角度来看，应该直接关注 A 类，监督 B 类，无须关注 C 类。在没有严重危及生命的情况下，随着时间的流逝，不稳定的状态会逐渐趋于稳定，痛苦症状会逐渐消除。

心理分诊要避免的潜在错误：在 RAPID 心理急救过程中，有的心理救援者没有按照心理分诊的优先级原则，在没有确认人们安全和基本生理需求是否得以满足之前，就把重点放在与他人相处关系和干预上；关注所有 B 类人群而浪费有限的资源。

（四）I——实施干预

"除了听他们的故事，我还能做些什么来帮助他？"这是初级心理救援者常常纠结的问题。其实，答案早已体现在评估和心理分诊阶段——引导受助者讨论一些关键的生活事件以及事件产生的影响。如接受过反思性聆听技巧的训练，受助者就能宣泄情绪。干预者所用的方法和技术必须考虑受助者的个体差异。在合适的时间为合适的人选择合适的干预是需要技巧的。

1. 提供解释性指导　处于困境中的人常常感到无能为力，甚至无助。因此，作为心理救援者最主要是给予他们力量，其中最有效的方法就是向他们提供信息，使他们了解"发生了什么？""为什么发生？""接下来怎么办？"在缺乏可靠的外部信息的情况下，人们常常会胡思乱想，他们的答案往往不符合现实,过于消极,甚至是灾难性的。一旦心理救援者认识到出现这些观念或假设性错误时,就应着手帮助人们重新获得真实感、掌控感。

2. 提供预期性指导　处于危机中的人可能在事件发生后接下来的几小时或几天内出现心理或身体压力反应。提供预期性指导可以帮助其做好适当的心理准备,减轻创伤的痛苦反应。例如,你可能会对处于危机中的人说:

"您可能会难以入眠、做噩梦、早醒。"

"您可能比平常更烦躁,甚至有消极的念头。"

"在您的脑海中反复回放发生的这一事件。"

"常常没胃口。"

"不想再回到发生事故的地方。"

"待在家里,希望独处,不愿见人。"

解释性指导和预期性指导能提供保障和树立希望,但不要过度"正常化",而忽视了那些有严重心理或生理反应的人们。

3. 认知重构　研究表明,个体如何感知、解释和赋予事件的意义将直接影响其情绪和行为,压力事件背后的主要因素是个体无法应对或控制。认知重构是快速稳定和缓解症状的有效工具,随着时间的推移,受助者越来越能接受对自己和关键事件的不同解释。评估后可考虑使用改变认知、重构认知的方法:事实误差修正;质疑不合逻辑的思维;挑战灾难性思维;寻找积极的、潜在的好处;提出合理的怀疑等。

4. 压力管理　重大事件的发生会引发压力的产生,压力管理首先要建立压力的觉察意识,通过睡眠的调适、合理膳食、放松训练、加强运动等方法减压。

5. 建立希望　处于危机中的人们常常有极端的消极想法,感到绝望和无助,所以努力建立希望非常重要。通过提供保障、信息输入、心理辅导、社会支持给予受助者力量。但是，无论情况如何变化，不要提供错误的保证，也不要轻视人们的担忧。

6. 争取家人和朋友的支持　遭受创伤打击后，人际支持可能是促进恢复的最有利因素，受灾者的家人和朋友的支持是有力且高效的。心理救援者应帮助受助者联系到他的亲朋好友，并取得他们的支持。

7. 延缓做出人生的重要决定　与突然陷入困境的人辩论"他们应该如何感受？如何思考？"常常是困难的。当他即将做出一个糟糕的决定时，我们能做的最好事情之一就是劝他延缓做出任何重要或改变生活的决定，而不是与其"争论"。如有不确定时，请询问他现在最需要的是什么？例如，"我很抱歉您经历了这些，我现在可以为您做什么？"或"您现在最需要什么？"

实施干预要避免的潜在错误：没能设身处地去感受，与他们争论、过度病态化；提供错误或虚假的承诺；仅仅因为他经历了创伤事件就推定其需要干预，干涉他的自然恢复过程；用所谓心理学的流派去干预。

（五）D—转介和协助获得持续照护

当 RAPID 心理急救模型步骤完成后，心理救援者已经成功地提供了一定程度心理与躯体的稳定，除了后续一两次随访，若没有特别情况，则心理救援者与受助者的互动基本结束。"转诊、联络和倡导"作为心理急救的核心能力，心理救援者通常会问："您感觉如何？""您现在怎么样？"此时必须仔细聆听，将他所说的与观察到的内容结合起来，然后决定下一步。

基于 RAPID 心理急救模型的评估和心理分诊，心理救援者为处于危机的人制订了实施帮助的最优计划。

1. 如果个体有能力照顾自己或有能力履行职责，促进其与朋友、家人的联系，干预过程就结束了，必要时在最合适的时间进行随访。

2. 如果确定受助者不能独立生活或需要他人（心理、医疗、生活）的关键支持，心理救援者需要继续随访干预，并提议受助者获得进一步支持。

可能需要的处置步骤：①询问受助者现在的感受；②共同探讨制订下一步计划；③尽量提供一些切合实际的支持；④给予希望或鼓励；⑤如有必要转介，促进更高水平的照护。

转介和协助获得持续照护要避免的错误：心理救援者没有按照初订的计划框架实施，提供可能需要的转诊信息；没有提供一些将来可能用得上的咨询服务资源；没有促进随访，无论是上门，还是通过电话或微信。所有有自杀风险的人都需要帮助，不要将他的担忧最小化（例如，这不值得自杀，也不是很糟糕，或者其他人更糟糕），不要轻视威胁（例如，你不是真想要自杀），如果她突然起身离开，拒绝陪伴，应该寻求其他援助，可能是警察、护理人员或灾难救援人员。

（作者：徐松泉；审校：栗克清　蒋　燕）

第七章　心理危机干预的保障机制及信息报告

第一节　心理危机干预现场人员的身体与心理健康保障

在处理危机事件的过程中，心理援助人员承担着重要的责任，他们往往身处极度紧张的环境中，需要面对各种极端状况。每一次的危机干预都如同一场无脚本的战役，没有任何多余的时间让心理工作者过多思考，现场的所闻、所感都会不断直达工作者内心。在这种情况下，心理危机干预人员的工作压力是巨大的，可能会导致各种负面的后果，如焦虑、抑郁、酗酒、家庭问题、身体不适以及职业耗竭等。然而，令人遗憾的是，许多心理干预人员往往忽视自己的心理健康需求，将他人的需求置于自身需求之上。一些研究显示，心理健康专业人员的心理压力明显高于普通公众，甚至有高达三成的受访者表示曾有过自杀的念头。2018 年，美国心理学会（APA）的研究人员分析了几项关于心理健康服务提供者职业倦怠的研究，发现 21%~61% 的心理健康从业者都经历过职业倦怠的迹象。有研究表明，心理干预者的自我照顾增加了幸福感、促进了创伤后成长，同时能够降低焦虑和抑郁情绪。因此，对于心理援助人员来说，关注自身的心理健康至关重要。

一、心理工作者忽视自我身体与心理健康的原因

许多心理援助者忽视自我照顾并否认自己可能存在

的心理问题，一方面可能是部分心理工作者存在一种认知歪曲，即他们在某种程度上比他们在危机事件中帮助的人更强大，或应该更强大，这种歪曲的内在原因可能是他们害怕被视为软弱的。因此，他们倾向于过度补偿，试图通过展现超越他人的能力来证明自身价值。然而，当生活中的压力开始影响其正常功能时，他们往往选择回避问题，这成为了一种常见的应对策略。另一方面可能是，他们害怕被认定为能力不足，进而被禁止或限制参加心理援助工作。

二、心理工作者的自我照顾

1. 心理工作者的组织管理　心理危机干预工作不是一个人的战役，派出单位或者心理危机干预队伍上级部门应采取一些预防措施，尽可能避免队员出现心理健康问题或职业耗竭。

（1）避免持续作战：虽然心理危机干预工作非常紧急，但在制定心理危机干预计划时，应充分考虑人员配备和休息时间，并且合理安排工作时间和轮换制度，以确保每个工作人员都能得到适当的休息，提高其应对能力和心理韧性，使其能够在紧张和压力下保持冷静和理智，从而更好地为受影响的人群提供心理支持和服务。

（2）物资保障工作至关重要：虽然表面上看似微不足道，但在危机干预现场，水和食物的供应很可能无法及时满足需求。因此，派出单位必须提前做好充分的保障工作，确保物资储备充足，并根据工作进展情况进行定期补充，以确保工作的顺利进行。

（3）在队员选择方面，要坚持科学性原则：在心理危干预人员的派遣过程中，我们需要综合考虑事件的性质、队员过去在危机干预工作中的表现以及人员分工等多方面因素。为了确保工作的高效与专业，应尽量避免让工作人员承担他们不擅长的工作，这也有助于提高整体干预效果。

（4）持续的专业督导：督导在心理危机干预中扮演着重要的角色。他们不仅提供指导和支持，还可以帮助团队成员发现自己的盲点和不足，促进自我成长和发展。通过定期接受督导，危机干预人员可以更好地理解和应对各种复杂的心理危机情况。同时，心理督导还可以帮助团队成员更好地应对压力和疲劳，保持专业素养和工作动力。

（5）团体减压：可以通过巴林特小组等合适的团体活动进行放松减压，不仅可以帮助队员们释放内心的压力和情感，还能够提供多种形式的放松方式，促进人们之间的交流和互动。

2. 自我照顾的一些方法

（1）自我照顾的基本要素：自我照顾应从最基本的生理需求出发，如保证充足的睡眠、合理的饮食以及规律的运动等。正如您对干预对象所建议的那样，这些重要的内容也同样适用于自我照顾，请务必牢记。

（2）自我照顾的一些策略

1）认知层面：首先，要接纳危机干预的局限性，尽管它能够在许多情况下提供必要的支持和指导，但需要认识到心理危机干预不是万能的，即使是最优秀的干预者，也可能会因为各种原因而无法完全掌控局面。其次，心理危机干预并非适用于所有人。有些人可能对干预产生抵触或抗拒，不愿意接受他人的帮助。此外，对于某些人来说，心理危机干预可能不是他们需要的解决方案，他们可能需要其他形式的支持,如家庭支持、社区资源或医疗救助等。认知层面如此调整,我们才能更好地应对心理危机,保护自己和他人的身心健康。

2) 行为层面:在工作中,我们需要合理安排任务,确保工作与生活的平衡。适当的休闲活动,如听音乐、散步和正念练习等,可以帮助我们放松身心,缓解压力。此外,建立良好的社交网络同样重要,包括线上和线下的社交支持网络,预留时间与家人和朋友相处,共同度过美好时光。

3) 情绪层面:情绪的自我觉察是情绪管理的基石,只有通过深入观察自己的情绪变化,我们才能准确掌握自己的情感状态。在觉察到自己的情绪后,我们可以迅速制定合适的应对策略,防止情绪失控或产生过度的负面影响。同时,我们还需要学会适当地表达和释放情绪,通过适当的途径来减轻内心的压力,保持心理的平衡与稳定。

(3) 控制压力,调节工作与生活的边界感:在快节奏的心理危机干预工作中,压力似乎无处不在,让人们常常感到疲惫不堪。为预防职业倦怠,调节工作与生活的边界感显得尤为重要。

1) 找到心理干预工作中的意义感:为预防职业倦怠,我们应深入挖掘工作中的意义,明确我们选择此专业的初衷。这有助于我们在遭遇挫败与疲惫时,坚定信念,克服困难。心理危机干预工作在帮助个体和群体应对创伤后应激障碍(post-traumatic stress disorder, PTSD)方面具有重大意义,能够将危机转化为机遇,从而促进社会的稳定发展。

2) 多数时间处理自己更擅长的工作:虽然每个人都希望在危机干预工作中表现完美,但每个人都有自己擅长的专业方向,就像每个心理治疗师不能穷尽所有心理干预方法一样。

危机干预是一个团队作战模式，要做好优势互补，将更多的时间专注于自己擅长的领域有助于减少职业倦怠。

3）减少心理危机干预中非工作时间的工作：由于危机事件的紧急特征，心理危机干预工作者在工作现场常常会模糊工作与非工作事件，往往是 7×24 小时待命状态，不仅会增加压力，也会降低休息质量。在夜晚阶段，心理危机干预团队内部应尽量合理安排轮班制度，设定 AB 角色，让部分人员可以适当休息，以便在紧急状态下能够有更好的响应状态。

第二节　心理危机干预现场信息报告内容和流程

心理救援应急队伍在应对突发事件时扮演着至关重要的角色。为了确保救援工作的有效进行，心理救援应急队伍应按照相关规定，全面整合和报告心理救援相关信息。

一、信息报送人

心理危机干预队队长，需要按照要求，定期向现场指挥部报送突发事件后心理援助信息。

二、信息报送时限和程序

心理危机干预工作阶段，应建立信息逐级上报机制，日常工作每 24 小时逐级上报一次。重要和特殊情况随时报告。

应急响应结束，心理救援队专家做好交接，并撰写工作总结报告上报国家或地方卫健委主管部门。

三、信息报送内容

1. 初次报告　心理救援队进入现场后，尽快全面评估突发公共事件的影响范围、严重程度、事件发生地的精神卫生资源等情况，做出评估报告，初步拟定心理援助工作方案，并上报指挥部。

2. 进程报告　心理救援队每日工作汇报中需要包含每日工作总结以及心理援助日报统计表。

工作总结应包含突发公共事件后受影响人群心理状况的发展与变化、已采取的措施（如筛查评估、心理干预、健康教育、应急培训以及工作督导等）、心理危机风险因素、心理危机态势评估以及下一步工作计划。

日报统计表应包含心理援助总人数，不同援助方式的总次数（个体、团体）、心理培训次数和人数，以及共性的问题。

3. 结束报告　应急响应结束，心理救援队完成任务，上报上级卫生健康委并获批准后，心理救援队专家做好交接，逐步将应急心理援助工作移交至区级精神卫生专业机构，有序撤离，并撰写工作总结报告上报主管部门。

工作总结内容应包含突发公共事件发生后心理援助队开展的具体工作，如心理救援队伍组建情况、工作方案制定情况、心理援助情况等，对于援助过程中出现的心理危机情况进行分析，提出今后对类似情况的防范和处置建议。

4. 新闻采集和发布　心理救援队未经指挥部允许，不可接受新闻采访以及发布事件相关情况（包含事件进展以及心理救援情况）。

四、信息报送流程

信息报送流程见图7-1。

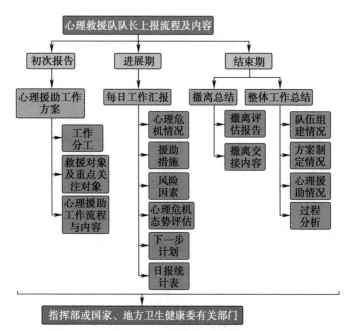

图7-1　信息报送流程

五、保密原则

参与心理救援的人员和组织要严格遵守保密原则，严格保存心理援助的个案记录表或者团体干预记录表，未经组织批准不得向外界透露受助者相关的任何信息。只有当受助者有伤害自己或他人的念头、计划或行动时，才属于保密例外，酌情告知其家属或监护人。定点干预结束后，所有资料须交至心理救援队统一保管，最终按照救援总指挥部要求，交给相关部门处置。

六、信息报送工作表

信息报送工作表见表7-1。

表7-1　心理援助日报统计表

记录人(联系方式)		心理援助点(如果分站点)		工作日期	
访视人数		重点关注人数		需精神科会诊人数	
心理援助(总人数)	其中当事人：个体　团体　　　　　　　　(人数) 其中非当事人：_____(如医务人员、保障人员等) 一级受害者____人，二级受害者____人 三级受害者____人，四级受害者____人				
心理援助方式	个别心理工作(次数)： 团体辅导(次数)： 线上干预(次数)： 线下干预(次数)： 其他方式(次数)：				
心理援助培训	培训(次数)： 培训(人数)：				
共性问题					
备注					

（作者：张庆娥；审校：邱昌建）

参考文献

[1] 陈旭，周亚强，王佰庆. 中医院校大学生心理危机筛查预警模型框架构建[J]. 科教文汇，2013（16）：201-202.

[2] 张毛宁. 构建高职院校聚焦式心理危机预警模型的研究[J]. 教育进展，2023，13（10）：7613-7619.

[3] 刘平，吴燕. 大学生心理危机应激指标模型基础研究[J]. 职教论坛，2017（8）：19-22.

[4] 唐秋萍，程灶火，袁爱华，等. SCL-90 在中国的应用与分析[J]. 中国临床心理学杂志，1999（1）：16-20.

[5] XIONG W.Identification and early warning of college students' psychological crisis based on big data[M]//HUANG C，CHAN Y W，YEN N，et al.Data processing techniques and applications for cyber-physical systems（DPTA 2019）.[s.l.]: Singapore Springer，2020.

[6] 洪丽. 大学生心理危机预警指标研究述评[J]. 淮阴工学院学报，2013，22（4）：86-88.

[7] 程婧. 论大学生心理危机四级预警指标体系及五级应急响应系统的构建[J]. 思想理论教育（上半月综合版），2011（1）：74-77.

[8] 王清霞. 突发性公共事件中大学生心理危机干预策略研究——以新冠疫情为例[J]. 成才之路，2022（20）：21-24.

[9] 里查德·K 詹姆斯. 危机干预策略[M].7 版. 肖水源，周亮，等译. 北京：中国轻工业出版社，2020：532-562.

[10] DATTILIO F M，SHAPIRO P I，SCOTT GREENAWAY S.Cognitive-behavioral strategies in crisis intervention[M].New York：The

Guilford Press，2023.

［11］DATTILIO F M.The self-care of psychologists and mental health professionals：a review and practitioner guide［J］.Australian Psychologist，2015，50：393-399.

［12］UKENS C.The tragic truth［J］.Drug Topics，1995，139：66-74.

［13］GILROY P J，CARROLL L，MURRA J.A preliminary survey of counseling psychologists' personal experience with depression and treatment［J］.Prof Psychol Res Pr，2002，33：402-407.

［14］BEARSE J L，MCMINN M R，SEEGOBIN W，et al.Barriers to psychologists seeking mental health care［J］.Prof Psychol Res Pr，2013，44（3）：150-157.

［15］DATTILIO F M.Why some mental health professionals avoid self-care：viewpoint［J］.J Consult Clin Psychol，2023，91（5）：251-253.

［16］CLAY R A.Are you burned out？［J］.Monitor on Psychology，2018，49（2）：30.

［17］World Health Organization，War Trauma Foundation and World Vision International.Psychological first aid：guide for field workers［M］.Geneva：WHO，2011.

［18］李占江．临床心理学［J］.2 版．北京：人民卫生出版社，2021.

［19］FOA E B，HHEMBREE A，ROTHBAUM B O.创伤后应激障碍的延长暴露疗法［M］.王振，译．上海：上海交通大学出版社，2016.

［20］安德鲁·利兹．标准 EMDR 疗法流程应用指南：供治疗师、督导师和咨询顾问使用［M］.吴薇莉，杨瑜川，译．成都：四川大学出版社，2019.

［21］陈燕，储文革，许志平．眼动脱敏与再加工心理疗法的临床应用［J］.国际精神病学杂志，2023，50（4）：623-626，650.

［22］SHAPIRO P I. Eye movement desensitization and reprocessing（EMDR）therapy［M］. New York：THE GUILFORD PRESS，2018.

[23] PHELPS A J, LETHBRIDGE R, BRENNAN S, et al. Australian guidelines for the prevention and treatment of posttraumatic stress disorder: updates in the third edition[J].Aust N Z J Psychiatry, 2022, 56(3): 230-247.

[24] World Health Organization, United Nations High Commissioner for Refugees. Assessment and management of conditions specifically related to stress: mhGAP Intervention Guide Module(version 1.0)[M].Geneva: WHO, 2013.

[25] COREY G. 心理咨询与治疗的理论及实践[M]. 8 版. 谭晨, 译. 北京: 中国轻工业出版社, 2010: 263-267.

[26] 戴艳, 高翔, 郑日昌. 焦点解决短期治疗(SFBT)的理论述评[J]. 心理科学, 2004, 27(6): 4.

[27] RATNER H. 焦点解决短程治疗: 100 个关键点与技巧[M]. 赵然, 译. 北京: 化学工业出版社, 2022.

[28] 高延, 许明璋, 杨玉凤, 等. 非典期间大学生应对方式及相关因素研究[J]. 中国医学伦理学, 2004, 17(2): 60-63.

[29] 张明园, 何燕玲. 精神科评定量表手册[M]. 长沙: 湖南科学技术出版社, 2015: 330-336.

[30] 邱鸿钟, 梁瑞琼. 应激与心理危机干预[M]. 广州: 广东高等教育出版社, 2020: 39-50.

[31] 马宝成. 应急管理蓝皮书: 中国应急管理发展报告(2021)[M]. 北京: 社会科学文献出版社, 2021: 1-30.

[32] 夏朝云, 王东波. 自杀意念自评量表(SIOSS)的初步制定[J]. 临床精神医学杂志, 2002, 12(2): 100-102.

[33] 马立骥. 心理危机与干预[M]. 北京: 中国政法大学出版社, 2023: 91-116.

[34] MYER R. Assessment for crisis intervention: a triage assessment model[M].Towson: Brooks Publishing Co, 2001.

[35] 张桂青.心理救援与心理危机干预[M].北京：中国劳动社会保障出版社,2019.

[36] 施剑飞,骆宏.心理危机干预实用指导手册[M].宁波：宁波出版社,2016.

[37] 孙宏伟.心理危机干预[M].2版.北京：人民卫生出版社,2018.

[38] 陆林.沈渔邨精神病学[M].6版.北京：人民卫生出版社,2018.

[39] 美国精神医学学会.精神障碍诊断与统计手册[M].5版.张道龙,译.北京：北京大学出版社,北京大学医学出版社,2016.

[40] 郝伟,陆林.精神病学[M].8版.北京：人民卫生出版社,2018.

[41] WHO.ICD-11精神、行为与神经发育障碍临床描述与诊断指南[M].王振,黄晶晶,译.北京：人民卫生出版社,2023.

[42] 肖茜,张道龙.ICD-11与DSM-5关于应激相关障碍诊断标准的异同[J].四川精神卫生,2020,33（4）：368-372.

[43] 黄智生,胡青,顾进广,等.网络智能机器人与自杀监控预警[J].中国数字医学,2019,14（3）：3-6.

[44] EVERLY J R, LATING J M.约翰斯·霍普金斯心理急救指南[M].肖涛,王玲,译.北京：科学出版社,2021.